DR. MED. SIGRID STEEB

Lebensmittel-unverträglichkeiten

So testen Sie sich selbst

Schritt für Schritt zur richtigen Diagnose

Über 60 neue Rezepte – auch für Mehrfachintoleranzen

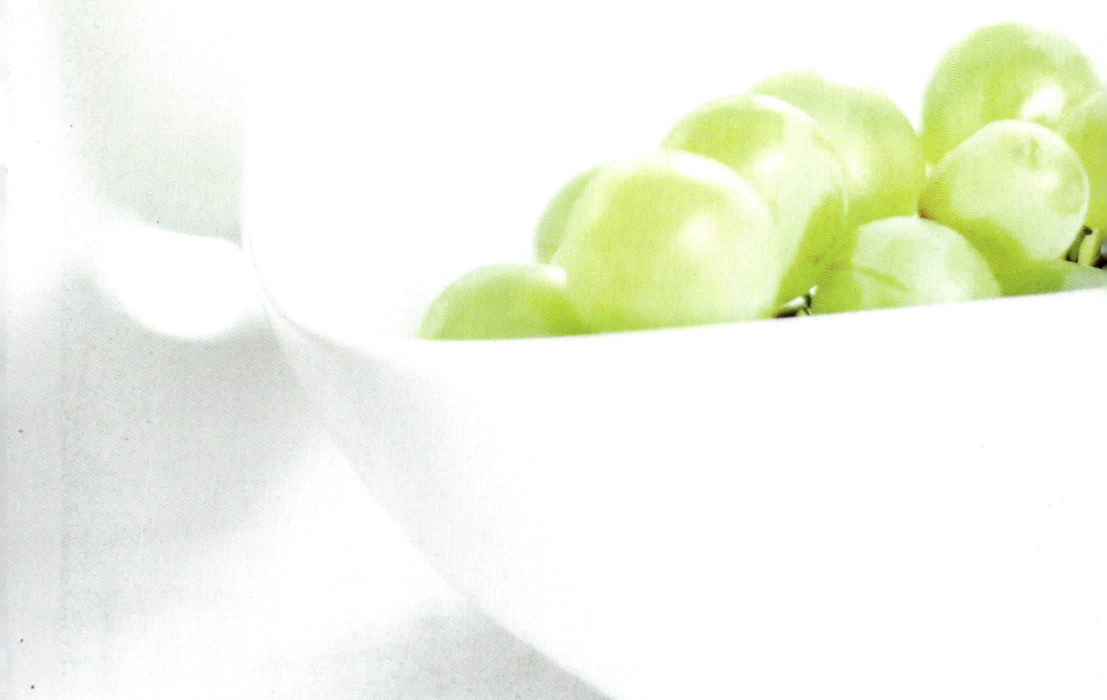

schlütersche

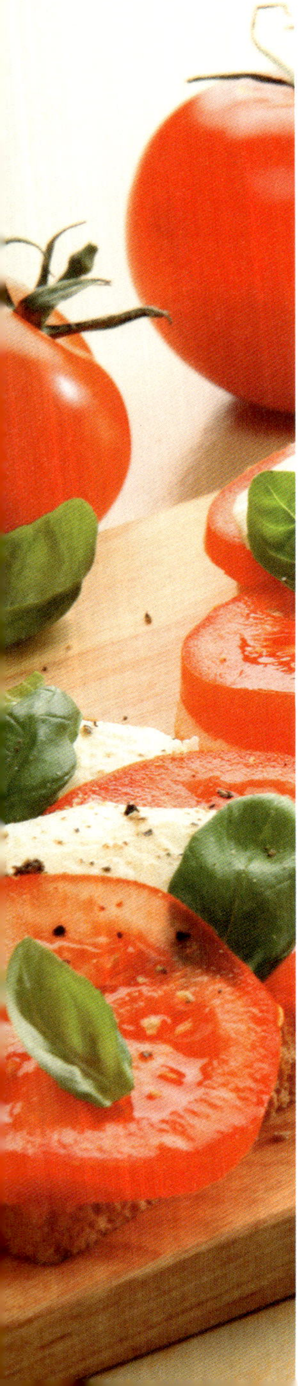

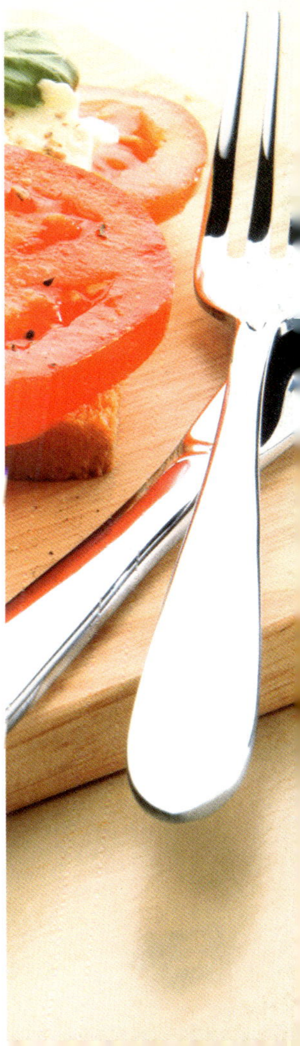

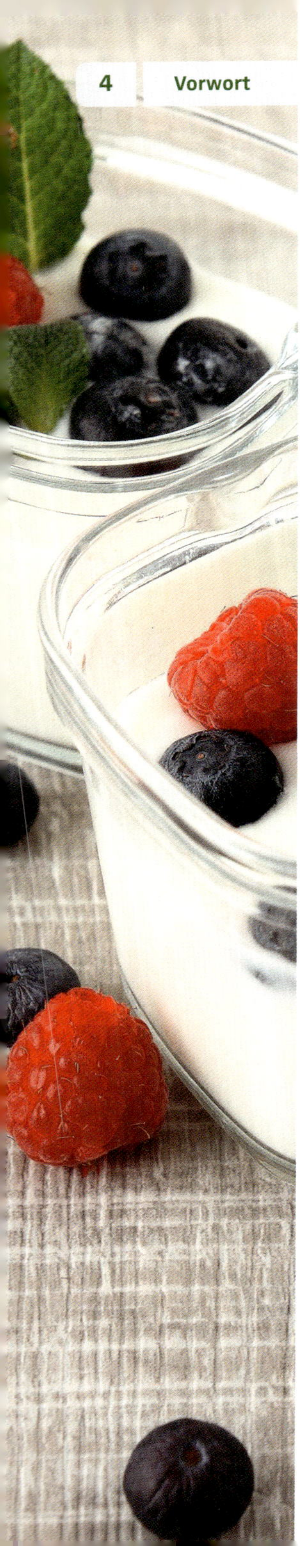

VORWORT

Liebe Leserin, lieber Leser,

bis zu 40 Prozent der Menschen glauben, an einer Lebensmittelunverträglichkeit zu leiden. Doch wenn sie mit ihrer Vermutung zum Arzt gehen, werden sie oft bitter enttäuscht. Ärzte sehen Lebensmittelunverträglichkeiten häufig nicht als Krankheit an, sofern es sich nicht gerade um eine Lebensmittelallergie handelt, die unter Umständen lebensbedrohlich verlaufen kann.

Dabei deckt sich die Zahl durchaus mit der von Ärzten geschätzten Häufigkeit einer Unverträglichkeit bei Erwachsenen:

Laktoseintoleranz	15 bis 20 Prozent
Fruktosemalabsorption	10 bis 15 Prozent
Histaminintoleranz	5 Prozent
Lebensmittelallergie	4 Prozent
Salicylatintoleranz	2 bis 3 Prozent
seltenere Unverträglichkeiten	2 Prozent

Das ergibt zusammengerechnet um die 40 Prozent. Da wundert es umso mehr, dass viele Ärzte die Diagnostik von Lebensmittelunverträglichkeiten ignorieren.

„Lebensmittelunverträglichkeiten werden in den nächsten Jahren weiter zunehmen."

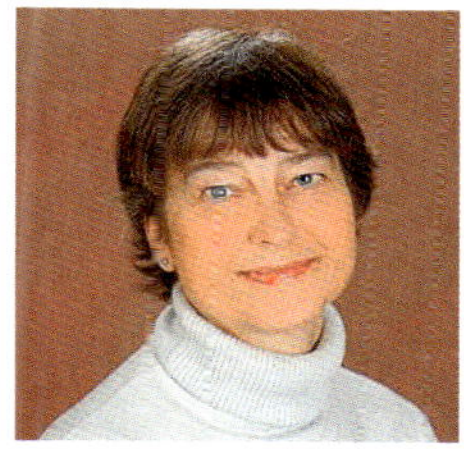

Es ist sogar zu erwarten, dass Lebensmittelunverträglichkeiten zunehmen werden, mit bedingt durch den hohen Verzehr von Eiweißen, Laktose, Fruktose, Histamin, Lebensmittelzusatzstoffen aus tierischen Lebensmitteln, konservierten Lebensmitteln, Fast Food und Convenience-Produkten.

Wie viele Patienten hatte ich, die sich mit ihren Deutungen von Lebensmittelunverträglichkeiten total verzettelt haben und sich damit – und manchmal auch ihren Kindern – ganz unnötige Einschränkungen und bizarre Diäten auferlegt haben. Schön wäre es, wenn Sie sich das mithilfe dieses Ratgebers ersparen könnten.

„Mit diesem Buch bekommen Sie Ihre Lebensmittelunverträglichkeit in den Griff."

„Weniger ist mehr!" – dieses Motto wird uns im positiven Sinne durch das Buch begleiten, und Sie werden sehen, es findet sich insbesondere in den so einfachen, aber so leckeren Rezepten wieder.

In diesem Sinne wünsche ich Ihnen viel Erfolg!

Ihre
Dr. med. Sigrid Steeb

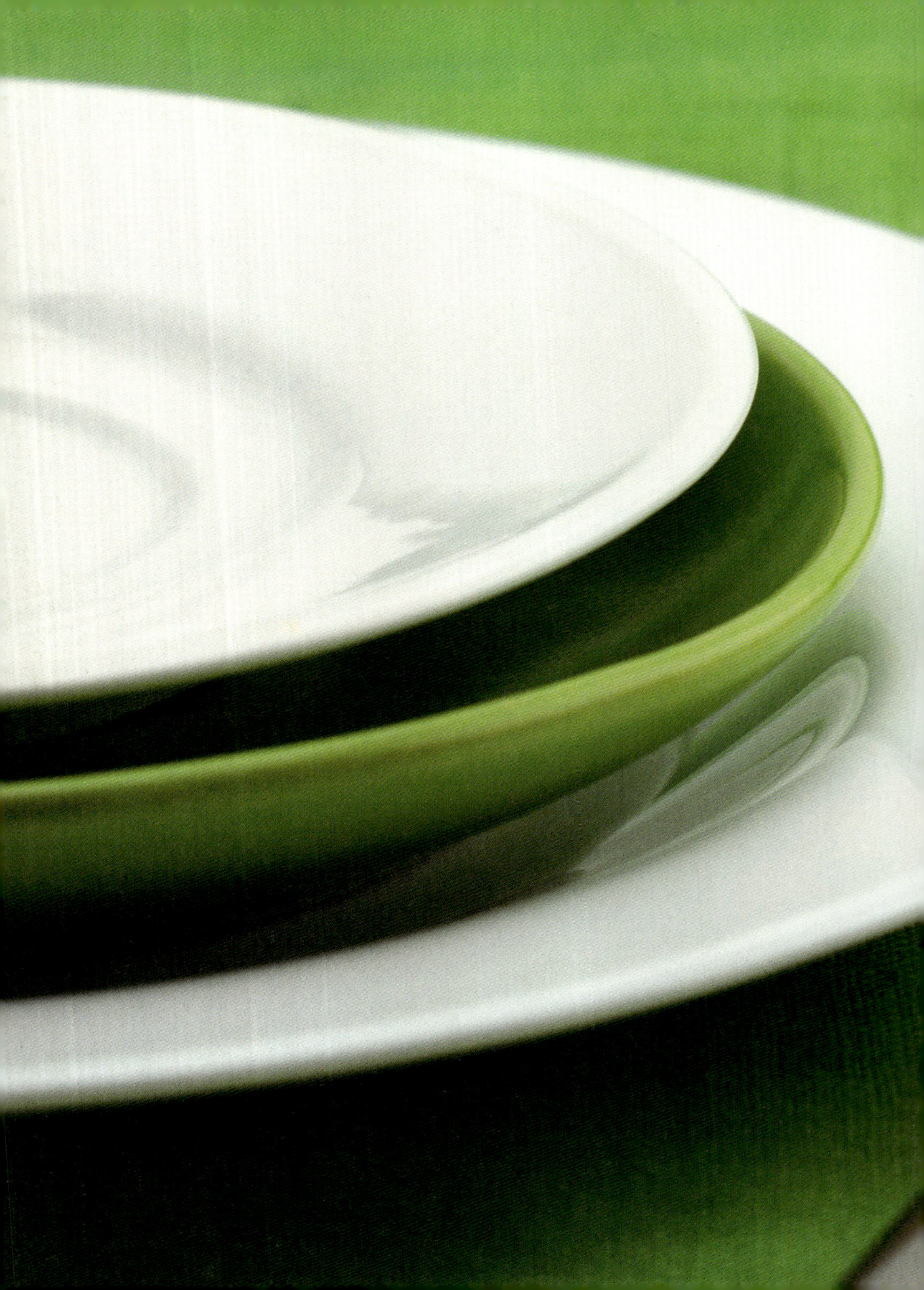

LEBENSMITTEL-UNVERTRÄGLICHKEIT – SO TESTEN SIE SICH SELBST

Viele Menschen glauben, an einer Lebensmittelunverträglichkeit zu leiden. Oft stellen sie dann aber unrichtige Zusammenhänge her, beschuldigen falsche Lebensmittel und setzen sich unnötigen Diäten aus. Die Symptome können bei allen Erkrankungen sehr ähnlich sein – das macht es für Nichtmediziner schwierig, selbst eine Zuordnung zu einem Lebensmittel zu treffen.

Im folgenden Kapitel erfahren Sie, wie Sie eine Lebensmittelunverträglichkeit anhand eines Testpfades zuverlässig selbst diagnostizieren können. Selbstverständlich sehe ich die Erkrankung auch aus dem Blickwinkel des Facharztes und gebe bei allen Krankheitsbildern den Hinweis, wann es erforderlich ist, sich in ärztliche Hände zu begeben.

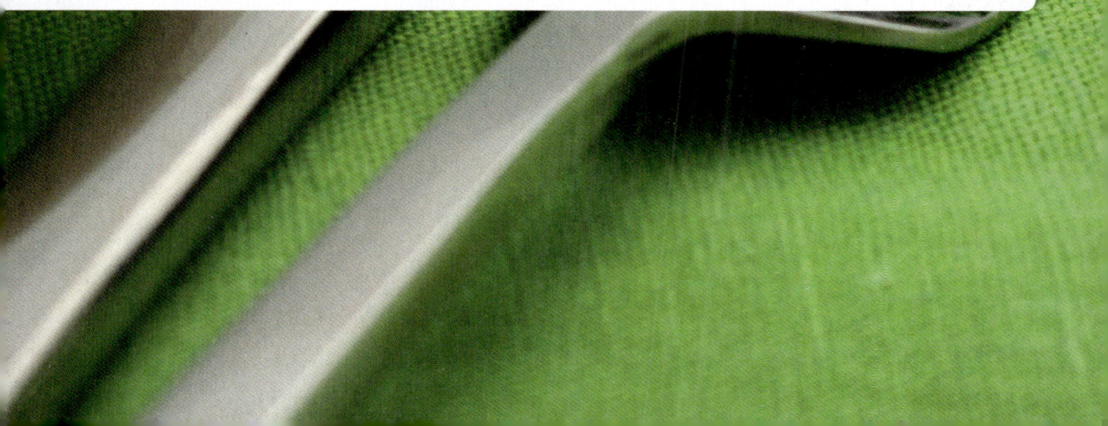

Wichtige Infos vorweg

!

„Gesundheit ist ein Zustand vollständigen physischen, geistigen und sozialen Wohlbefindens, der sich nicht nur durch die Abwesenheit von Krankheit oder Behinderung auszeichnet.“ (WHO)

Wann soll ich mich selbst testen?

Wenn Patienten, die vermuten, an einer Lebensmittelunverträglichkeit zu leiden, zum Arzt gehen, werden sie oft bitter enttäuscht. Zwar wird ihnen bei Beschwerden des Magen-Darm-Traktes durchaus eine Magen- oder Darmspiegelung angeboten, bei Kopfschmerzen vielleicht sogar eine Computertomografie des Schädels. Bleiben die Untersuchungsergebnisse jedoch unauffällig, verweisen viele Ärzte gerne und schnell auf die Psyche.

Wenn Sie seit Monaten oder Jahren, vielleicht sogar seit Jahrzehnten, unter häufigen Kopfschmerzen, unter Müdigkeit, Übelkeit, allgemeinem Unwohlsein, Durchfall, Blähungen, Hautausschlägen, Nasennebenhöhlenentzündungen, verstopfter oder laufender Nase, Bronchialasthma, Konzentrationsproblemen, Schlafstörungen leiden, wenn Ihre Beschwerden Sie an Alltagsaktivitäten hindern, dann fühlen Sie sich nicht nur krank, dann sind Sie krank! Und wenn Sie krank sind, sollten Sie sich mit Ihren Beschwerden in der Vergangenheit unbedingt schon einmal bei Ihrem Hausarzt oder bei einem Facharzt vorgestellt haben. Wenn Sie hierdurch letztendlich keine Besserung Ihrer Beschwerden erfahren haben, dann lassen Sie sich nicht beirren, der Ursache selbst auf den Grund zu gehen.

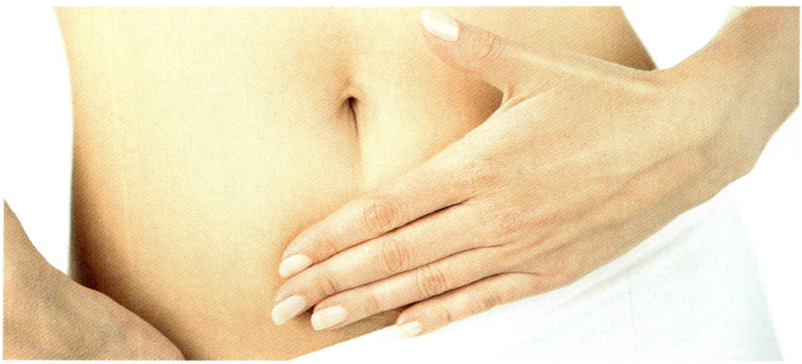

Wenn Sie schon lange unter Unwohlsein leiden, sollten Sie diesen Beschwerden auf den Grund gehen.

➡ DARF ICH MICH VORSTELLEN: DER TESTPFAD

Darf ich mich vorstellen? Ich bin der grüne Testpfad. Damit Sie sicher und schnell zum Ziel kommen, leite ich Sie durch das Labyrinth der Lebensmittelunverträglichkeiten – Schritt für Schritt und mit einer über 80-prozentigen Chance, beschwerdefrei zu werden.

Halten Sie die Reihenfolge der Tests ein, denn so kommen Sie am schnellsten zu Ihrer Diagnose. Sie dürfen zwischen den einzelnen Belastungstests eine Pause einlegen, wenngleich es ratsamer ist, die Testabfolge so zügig wie möglich durchzuführen.

Auf unserem Testweg begleiten uns Symptomsmileys, die die Weichen für das weitere Vorgehen stellen:

keine Symptome

geringe Symptome

deutliche Symptome

Eines möchte ich Ihnen noch mit auf unseren gemeinsamen Weg geben: Auch ein ehrlicher Testpfad – und das will ich für Sie sein – kann einmal an seine Grenzen stoßen. Sollten wir eine Sackgasse erreichen, was nicht häufig der Fall sein wird, aber vorkommen kann, dann nehmen Sie auch das als wichtige und wegweisende Erkenntnis! Aber darüber reden wir später. Erst einmal geht es jetzt auf S. 11 weiter – folgen Sie mir bitte!

Parallel zum Testpfad sollten Sie, sofern das nicht bereits während Ihrer Leidenszeit erfolgt ist, ein Schilddrüsen-Funktionsscreening (TSH-Bestimmung im Blut) und einen Allergietest (auf Lebensmittel, Pollen, Gräser, Hausstaubmilbe) durchführen lassen. Wenn Sie mindestens 35 Jahre alt sind, könnten Sie dies im Rahmen einer Gesundheitsuntersuchung beim Hausarzt erledigen, auf die Sie als Kassenpatient alle zwei Jahre Anspruch haben. Ihr Hausarzt führt die Allergiediagnostik in der Regel zwar nicht selbst durch, kann Sie aber zu einem entsprechend ausgebildeten Facharzt (HNO-Arzt, Hautarzt, Lungenfacharzt) überweisen.

!

Der Testpfad leitet Sie durch das Labyrinth der Lebensmittelunverträglichkeiten.

!

Die Beschwerden bei Lebensmittelunverträglichkeiten sind vielfältig und bei jedem Menschen anders.

Lebensmittelunverträglichkeiten – die Symptome sind bei jedem anders

Die Symptome bei Lebensmittelunverträglichkeiten sind schillernd bunt und bei jedem Menschen anders. Die Anzeichen können bei allen Erkrankungen sehr ähnlich sein – das macht es für Sie so schwierig, selbst eine Zuordnung zu einem Lebensmittel zu treffen.

Je nach Art der Lebensmittelunverträglichkeit bestehen jedoch unterschiedliche führende Symptome, sogenannte Leitsymptome, die in den einzelnen Kapiteln besprochen werden.

Hier die möglichen Symptome auf einen Blick:

- Bauchschmerzen (abdominelle Schmerzen)
- Blähungen (Meteorismus)
- Blasenentzündung/Reizblase
- vermehrte Darmgeräusche (Borborygmus)
- Darmwinde (Flatulenz)
- Durchfall (Diarrhö)
- Erbrechen (Emesis)
- Hautausschlag (Ekzem)
- Herzrhythmusstörungen
- Kopfschmerzen, Migräne
- Nesselsucht (Urtikaria)
- Regelschmerzen (Dysmenorrhö)
- Schlafstörungen
- Tagesmüdigkeit/Erschöpfung (Fatigue)
- Übelkeit
- Verstopfung (Obstipation)
- Wassereinlagerungen, Gefühl von Aufgeschwemmtheit, Lidschwellungen
- Schwellungen der Haut oder der Schleimhäute (Quincke-Ödem)

➡ TESTPFAD SYMPTOME

- ➡ Stellen Sie zunächst fest, ob eines der genannten Symptome Sie schon seit längerer Zeit belästigt. Wenn ja, folgen Sie dem Testpfad auf S. 13.
- ➡ Wenn nein, lesen Sie trotzdem weiter, denn es wird noch interessant. Und dann empfehlen Sie diesen Ratgeber einem Betroffenen.

Durchfall

Diarrhö: griech. dia = durch, rrhoe = fließen

Eine Diarrhö liegt vor, wenn die Stuhlfrequenz mehr als dreimal pro Tag beträgt und der Stuhlgang dabei breiig oder flüssig ist. Bei Durchfällen bis zu vier Wochen Dauer spricht man von einer akuten, darüber hinaus von einer chronischen Diarrhö. Die Mehrzahl der akuten Diarrhöen ist durch Infektionen bedingt (zu 80 Prozent durch Viren) und hält nur wenige Tage an. In aller Regel ist in diesen Fällen eine spezifische Diagnostik und Therapie nicht erforderlich.

!

Durchfall liegt vor, wenn am Tag mehr als drei breiige oder wässrige Stühle abgesetzt werden.

Eine Steatorrhö besteht bei unzureichender Fettresorption des Dünndarmes mit entsprechend vermehrtem Stuhlfettgehalt. Der Stuhl schwimmt dann auf dem Wasser der Toilette und ist schlecht wegspülbar. Ein Fettstuhl bedarf ärztlicher Abklärung (z. B. Ausschluss einer Funktionsstörung der Bauchspeicheldrüse).

Verstopfung

Obstipation: lat. ob = dagegen, stipare = stopfen

Entgegen der weitverbreiteten Meinung ist es nicht erforderlich, täglich Stuhlgang zu haben. Man muss nicht jeden Tag „müssen“, manchmal braucht die Nahrung eben etwas länger auf ihrem Weg durch unseren viele Meter langen Darm.

Eine chronische Obstipation liegt erst vor, wenn über ein Vierteljahr häufig mindestens zwei der nachfolgend genannten Symptome vorgelegen haben:

- Stuhlgang nur ein- oder zweimal pro Woche
- heftiges Pressen beim Stuhlgang
- harter Stuhl, eventuell schafskotartig
- das Gefühl von Blockade oder inkompletter Entleerung

Häufige Ursachen einer Obstipation sind eine ballaststoffarme Ernährung, Flüssigkeitsmangel, Bewegungsmangel, Klimawechsel, Stress, Zeitmangel, Elektrolytstörung (z. B. Kaliummangel), Medikamente (z. B. Eisen, Lopedium, Morphium, manche Blutdruckmittel), Schilddrüsenunterfunktion, Zuckerkrankheit oder ein Reizdarm. Seltener liegen als Ursache eine anatomische Veränderung im Darm oder im Analbereich (z. B. nach Operation), eine Lebensmittelallergie oder ein Missbrauch bestimmter Abführmittel vor.

Blähungen

Meteorismus: griech. „in der Luft befindlich"

!

Blähungen können auch ohne sichtbaren Blähbauch außerordentlich schmerzhaft sein.

Als Blähungen bezeichnet man eine Ansammlung von Luft (auch verschluckte Luft) oder während des Verdauungsprozesses entstandenen Gase im Darm (meistens Dickdarm). Der Bauch kann gebläht aussehen. Blähungen können auch ohne sichtbaren Blähbauch außerordentlich schmerzhaft sein (bis hin zu stechenden Schmerzen oder Krämpfen) und haben das eine oder andere Mal schon zum Verdacht auf Blinddarmentzündung (Appendizitis) geführt. Bei ungewohnt starken Bauchschmerzen gilt auf alle Fälle: Lieber einmal zu oft zum Arzt als einmal zu wenig!

Gegen Blähungen helfen Anis-Fenchel-Kümmeltee, Wärmflasche, Bauchmassage und ggf. ein Arzneimittel, das Simeticon enthält (z. B. Lefax, Sab simplex; erhältlich in der Apotheke).

Warnsymptome, die Sie ernst nehmen sollten

Es gibt Symptome bzw. Faktoren, die an ernsthafte organische Störungen denken lassen und die nicht in Eigenregie abgeklärt werden können.

Dazu gehören:

- Fieber
- Blutarmut
- Schluckstörung
- akute ungewohnt starke Schmerzen
- morgendliches oder anhaltendes Erbrechen
- Blut im Hustenauswurf, im Erbrochenen, beim Stuhlgang, im Urin
- Durchfall während oder nach der Einnahme von Antibiotika
- Schmerzen unter Einnahme von ASS (Acetylsalicylsäure) oder NSAR (Indometacin, Ibuprofen, Diclofenac)
- nächtliche Beschwerden (Durchfall, Schmerzen)
- Durchfall und Verstopfung im Wechsel
- Gewichtsverlust über zehn Prozent des Ausgangsgewichts innerhalb der letzten sechs Monate
- Darmkrebs in der Familie
- zunehmendes bzw. therapieresistentes Bronchialasthma
- zunehmender bzw. therapieresistenter Hautausschlag/Urtikaria/Quincke-Ödem

!

Das Vorliegen auch nur eines der Warnsymptome erfordert ärztliche Abklärung!

➡ TESTPFAD WARNSYMPTOME

➡ Sollten Sie eines der genannten Symptome bei sich feststellen, so zögern Sie auf keinen Fall und suchen Sie Ihren Hausarzt auf! Leider muss der Testpfad für Sie hier enden.

➡ Liegt keines der Warnsymptome vor, dann folgen Sie bitte dem Testpfad auf S. 14.

!

Bestimmte Personengruppen sollten keine Selbsttestung durchführen.

Wann die Selbsttestung nicht für Sie geeignet ist

Die in diesem Ratgeber beschriebenen Belastungstests können für manche Personen bzw. in bestimmten Lebenssituationen zu belastend oder sogar gefährlich werden. Beispielsweise wenn es hierdurch zu Durchfall oder Erbrechen kommt, einhergehend mit Einschränkung der Nahrungs- und Flüssigkeitsaufnahme.

Folgende Personen sollten deshalb keine Selbsttestung durchführen:

- Akut Kranke bzw. frisch Operierte
- Diabetiker mit stärker schwankenden Blutzuckerwerten oder Neigung zur Unterzuckerung
- Gebrechliche
- Kinder
- Schwangere und Stillende
- Menschen, bei denen das Beschwerdebild weniger als drei Monate besteht und die noch nicht bei einem Arzt vorstellig geworden sind

➡ TESTPFAD AUSSCHLUSSKRITERIEN

➡ Sollten Sie zu dem genannten Personenkreis gehören, so endet der Testpfad für Sie hier. Wenden Sie sich bitte an Ihren Hausarzt oder an einen Facharzt.

➡ Gehören Sie nicht zum genannten Personenkreis, dann folgen Sie bitte dem Testpfad Stärke auf S. 16.

Fachärzte

Zu welchem Facharzt Sie gehen, hängt von den führenden Symptomen ab:

- Wenn Sie zu Blähungen, Übelkeit, Erbrechen, Bauchschmerzen, Durchfall neigen, gehen Sie bitte zu einem Gastroenterologen (Facharzt für Verdauungsorgane).
- Wenn Sie zu verstopfter Nase, laufender Nase, Nebenhöhlenentzündungen, Ohrenschmerzen neigen, suchen Sie bitte einen Hals-Nasen-Ohren-Arzt auf.
- Wenn Sie zu Hautausschlag, Nesselsucht, Quincke-Ödem neigen, ist ein Dermatologe (Hautarzt) der Facharzt Ihrer Wahl.
- Wenn Sie zu Kopfschmerzen oder Migräne neigen, hilft ein Neurologe oder ein Orthopäde weiter.

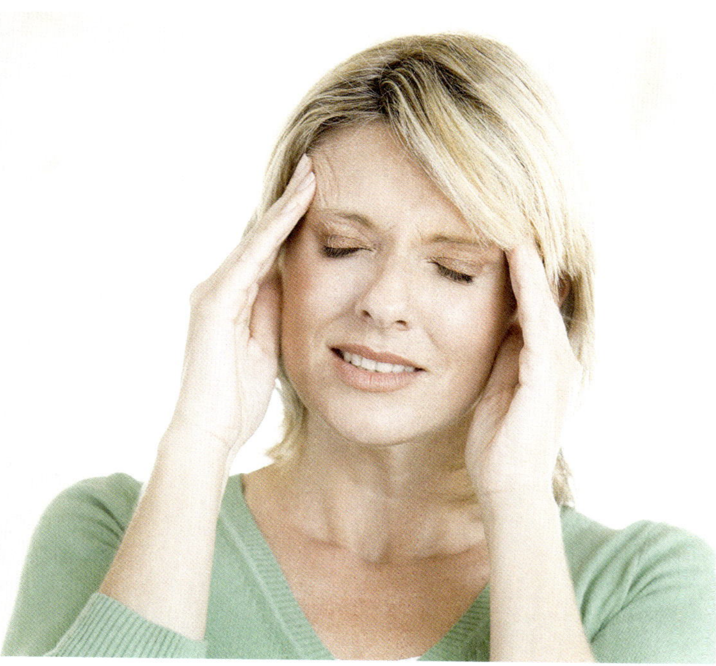

Wenn Sie zu Kopfschmerzen oder Migräne neigen, kann ein Neurologe oder ein Orthopäde weiterhelfen.

Steebsche Stärketage – so bereiten Sie sich vor

!

Die Motivation für fünf Stärketage: Es wird Ihnen schnell besser gehen.

➡ TESTPFAD STÄRKE

- ➡ Sollten Sie sich zurzeit in einer symptomfreien oder symptomarmen Phase befinden, so können Sie gleich morgen oder an Ihrem nächsten freien Tag den Laktose-Belastungstest durchführen. Folgen Sie hierzu zunächst dem Testpfad Kohlenhydrat-Belastungstest auf S. 42.
- ➡ Wenn Sie sich aktuell in einer symptomreichen Phase befinden, dann sollten Sie zunächst für Entlastung und Energiezuwachs sorgen. Hierfür nutzen wir sogenannte Stärketage. Folgen Sie hierzu dem untenstehenden Testpfad „Stärketage".

➡ TESTPFAD STÄRKETAGE

Während der Stärketage verzichten Sie auf alle Lebensmittel, die eine Belastung mit Laktose, Fruktose, Sorbit, Gluten, Histamin und den häufigsten Allergenen bedeuten würden. Führen Sie die Stärketage durch, bis Sie symptomfrei oder zumindest symptomarm geworden sind, höchstens jedoch fünf Tage lang. Gehen Sie dann zu den Belastungstests über, folgen Sie hierzu zunächst dem Testpfad Selbsttest auf S. 42.

- ➡ Falls es Ihnen jedoch nicht um die Abklärung von Magen-Darm-Beschwerden geht, sondern um andere Symptome, dann gehen Sie nach Ihren Stärketagen direkt zu den Histaminbelastungstagen (Testpfad S. 80) über und machen Sie einen Leseabstecher zur Lebensmittelallergie (S. 87) und zur Multiplen Chemikaliensensitivität (MCS, S. 117).
- ➡ Sollten die Stärketage Ihre Symptome nicht bessern, so folgen Sie bitte dem Testpfad auf S. 22.

Verzehren Sie während der Stärketage nur Kartoffel- und Reismahlzeiten. Eine Kartoffel-Reis-Diät wird schon lange als Ausgangskost bei der Suche nach Lebensmittelallergien angewendet. Beide Lebensmittel eignen sich für die Eliminationsdiät besonders gut, da Allergien gegen Kartoffeln oder Reis in unseren Breiten sehr selten sind (wenn auch nicht ganz ausgeschlossen). Nun muss man wissen, dass die althergebrachte Kartoffel-Reis-Diät wirklich nur aus dem Verzehr von gekochten Kartoffeln und gekochtem Reis, pur, allenfalls mit ein wenig Salz – und sonst nichts – besteht. Um Ihnen die Eliminationsdiät angenehmer zu gestalten, habe ich für Sie die Stärketage mit einfachen, aber leckeren Stärkerezepte und ausgesuchten Gewürzen entwickelt. Die auf diese Weise modifizierte Kostform ist weiterhin laktosefrei, fruktosearm, sorbitarm, histaminarm, glutenfrei und allergenarm.

!

„Stärketage" heißt mehr als Kartoffeln und Reis pur.

Ernährungsprotokoll

Sehr wichtig für die zuverlässige Beurteilung Ihrer Stärke- und Belastungstage ist das Führen eines Ernährungs- und Symptomprotokolls. Tragen Sie so genau wie möglich ein, was Sie zu sich nehmen (während der Stärketage reicht der Name der zubereiteten Speise), welche Beschwerden auftreten und wie stark die Beschwerden ausgeprägt sind (leicht, mittel, schwer). Notieren Sie bitte auch, welche Medikamente/Nahrungsergänzungsmittel Sie einnehmen – überprüfen Sie diese am besten vor Beginn der Stärketage auf ihren Gehalt an Laktose.

Das Formular für Ihr Ernährungsprotokoll (Seite 18) können Sie fotokopieren oder einscannen.

Ernährungsprotokoll

DATUM/ UHRZEIT	SPEISEN/GETRÄNKE/MEDIKAMENTE	BESCHWERDEN	STÄRKE DER BESCHWERDEN

Stärketipps

Werde ich damit denn satt? Während der Stärketage sollen und dürfen Sie sich an den stärkereichen Lebensmitteln Kartoffeln und Reis satt essen. Bei der Stärke in Lebensmitteln handelt es sich um ein besonders langkettiges Zuckermolekül, das eine längere Zeit für seine enzymatische Aufspaltung und die anschließende Aufnahme durch die Dünndarmwand benötigt. Das führt dazu, dass Sie länger satt sind, Ihr Blutzuckerspiegel stabil bleibt und kaum ansteigt, was wiederum dazu führt, dass Sie leistungsfähig bleiben.

!

Stärkereiche Nahrung sorgt für einen stabilen Blutzucker.

Für Diabetiker ist eine Ernährung mit stärkereichen Produkten aus denselben Gründen vorteilhaft. Während der Stärketage empfiehlt es sich, den Blutzucker etwas häufiger zu bestimmen, da er niedriger werden kann. Zur Medikamentenanpassung nehmen Sie dann bitte ggf. Kontakt zu Ihrem Arzt auf.

Kann ich die Mahlzeit frei wählen? Ja, verzehren Sie die warmen Mahlzeiten aber bevorzugt zu Hause und die kalten Mahlzeiten unterwegs, z. B. im Büro. Als Frühstück empfehle ich Reisflockenbrei, Milchreis oder mit Ghee (Butterschmalz) zubereitete Reiswaffeln. Für den kleinen Hunger zwischendurch eignen sich geschälte Salatgurke, Honigmelone (Wassermelone enthält Fruktose und Histamin!), Reiswaffeln mit oder ohne Ghee, eine kleine Portion Milchreis oder selbst gemachte Kartoffelchips. Widerstehen Sie der Versuchung, zwischendurch etwas anderes zu essen oder die Rezepte anzureichern. Sie könnten damit schnell in ein Fettnäpfchen treten, indem Sie sich unerwünschte Stoffe zuführen (Laktose, Fruktose, Histamin usw.).

Kann ich während der Stärketage abnehmen? Wer während der Stärketage abnehmen möchte, achtet darauf, pro Tag nicht mehr als 40 bis 50 g Fett zu essen. Die Tagesfettmenge kann dabei jeder für sich selbst aus den Nährwertangaben der Rezepte berechnen.

Wer nicht abnehmen möchte, achtet darauf, dass er sich ca. 60 g Fett am Tag zuführt. Falls Sie mit den Rezepten in der Tagessumme nicht auf 60 g Fett kommen, so geben Sie einfach etwas Öl auf Ihre Portionen (1 EL Öl = 10 g Fett).

Was darf ich trinken? Trinken Sie während der Stärketage etwa zwei Liter täglich. Erlaubt sind Leitungswasser, Mineralwasser und ungesüßter Rotbuschtee. Rotbuschtee ist besonders gut verträglich. Er enthält kein Koffein, also auch kein Teein, und kaum Reizstoffe. Außerhalb der Stärketage dürfen Sie ihn in aromatisierter Form genießen.

!

Ghee wird auch Schmalzbutter oder geläuterte (geklärte) Butter genannt. Ein Gheerezept finden Sie auf S. 25.

Welche Fette darf ich verwenden? ***Ghee*** enthält im Gegensatz zu Butter kaum tierische Eiweiße (und damit kaum potenzielle Allergene) und Milchzucker. Ghee wird gewonnen, indem man der Butter durch Erhitzen Eiweiße, Milchzucker und Wasser entzieht.

In der indischen und pakistanischen Küche gehört Ghee zu den wichtigsten Speisefetten; auch in der ayurvedischen Heilkunst wird es gerne verwendet. Die Herstellung von Ghee ist recht einfach – und außerhalb der Stärketage dürfen Sie es auch als Butterschmalz genießen.

Olivenöl kann noch Spuren von Eiweißen enthalten und somit ein Allergen darstellen. Während der Stärketage sollten Sie ein raffiniertes Olivenöl verwenden, da bei diesem durch den Herstellungsprozess das Eiweiß weitestgehend entfernt wird. Beim Erhitzen verliert Olivenöl seinen Olivengeschmack. Wer den Geschmack von kaltem Olivenöl im Salat nicht mag, der ersetzt es in allen Rezepten einfach durch raffiniertes Rapsöl.

Welche Gewürze werden verwendet? Dem während der Stärketage verwendeten Salz sollen kein Jodid, Fluorid, Folsäure und Rieselhilfen zugesetzt sein. Besorgen Sie sich ein Ursalz oder Meersalz ohne diese Zutaten.

Andere Gewürze wie Petersilie, Basilikum, Safran, Zimt, Zucker oder weißer Balsamicoessig kommen nur vereinzelt zum Einsatz. Allergien gegen diese Extrazutaten sind selten, jedoch nicht ausgeschlossen. Falls eine Allergie gegen eines der verwendeten Würzmittel vorliegen sollte, könnte sie durch die im Ernährungsprotokoll notierten Beschwerden zum Ausdruck kommen.

Wird mir das Durchhalten leichtfallen? Veränderungen benötigen immer eine gute Portion Disziplin. Sehen Sie Ihre Stärketage als ein Teilfasten an und stellen Sie sich auch mental darauf ein. Wenn Sie schon länger Beschwerden haben und nun hoffen dürfen, dass es Ihnen mit den Stärketagen bald besser geht, dann wird Ihnen die eingeschränkte Kost nicht schwerfallen. Diese Einschränkungen sind nichts im Vergleich zu dem, was Sie eventuell schon durchgemacht haben! Erinnern Sie sich an dieser Stelle auch wieder an das Motto „Weniger ist mehr!". Hilfreich kann auch sein, zu wissen, dass Sie während der Stärketage eine gute Chance auf Besserung haben.

!

Die Einschränkungen während der Stärketage sind nichts im Vergleich zu dem, was Sie in Ihrer Leidenszeit schon durchgemacht haben!

Ruhe oder Aktivität? Legen Sie bewusste Ruhephasen ein, z. B. eine Teepause, bei der Sie die Beine hochlegen, eine Lesepause, Meditation, Yoga oder einen Saunabesuch. **Bleiben Sie aber auch aktiv:** Machen Sie täglich einen 30-minütigen flotten Spaziergang oder treiben Sie Ihren gewohnten Ausdauersport wie Walken, Joggen, Schwimmen, Radfahren.

!

Geht es Ihnen nach fünf Stärketagen nicht besser, dann benötigen Sie in der Regel ärztliche Unterstützung zur Abklärung Ihrer Beschwerden.

Stärkelos – was nun?

➡ TESTPFAD STÄRKELOSIGKEIT

Für den Fall, dass es Ihnen auch nach fünf Stärketagen nicht besser gehen sollte, gibt es folgende Erklärungen:

Erklärung 1:

- Bei einer ***Saccharoseintoleranz*** (siehe S. 62) könnten Sie mit Magen-Darm-Beschwerden auf die Gerichte reagiert haben, in denen Haushaltszucker benutzt wird (Reisflockenbrei, Milchreis). Schauen Sie Ihr Ernährungsprotokoll noch einmal daraufhin an. Falls Ihnen ein Zusammenhang möglich erscheint, führen Sie noch zwei Stärketage ohne Haushaltszucker durch. Geht es Ihnen damit besser, dann folgen Sie dem Testpfad auf S. 65 (Saccharose-Belastungstest). Geht es Ihnen weiterhin nicht besser, dann könnte eine höhergradige Stärkeintoleranz vorliegen. Die entsprechende Diagnostik erfolgt bei einem Gastroenterologen.
- Bei einer ***Glukose-Galaktose-Intoleranz*** (siehe S. 67) könnten Sie auf Glukose, die ja im Haushaltszucker (Saccharose) enthalten ist, reagieren. In diesem Fall wären Durchfälle schon in der frühesten Kindheit typisch. Vergleichen Sie in Ihrem Tagebuch die Zufuhr von Zucker mit dem Auftreten von Symptomen. Gegebenenfalls könnten Sie dann einen Abstecher zum Testpfad Glukose (S. 68) machen. Kommen Sie hiermit nicht weiter, dann suchen Sie bitte einen Gastroenterologen auf.
- Bei einer ***hochgradigen Laktoseintoleranz*** könnten Sie auf Laktose reagieren, die in Ihren Medikamenten enthalten ist (Magen-Darm-Symptome). Überprüfen Sie bitte alle Medikamente, die Sie einnehmen – vergessen Sie dabei die Verhütungspille nicht! Lassen Sie laktosehaltige Medikamente zwei Tage weg (ggf. nach Rücksprache mit Ihrem Arzt) und führen Sie noch zwei Stärketage durch. Sollte es Ihnen umgehend besser gehen, dann folgen Sie dem Testpfad zum Laktose-Belastungstest auf S. 47. Sollten Sie eine hochgradige Laktoseintoleranz haben, dann werden Sie mit entsprechend heftigen Symptomen im Belastungstest reagieren.

▶▶

- Während der Stärketage waren Sie weiterhin einem für Sie unverträglichen Lebensmittel oder Stoff ausgesetzt. Möglich wäre eine der eher seltenen ***Allergien*** gegen Kartoffeln, Reis, Olivenöl (bzw. Rapsöl), Petersilie, Basilikum, Zimt, Salatgurke, Honigmelone oder eine Salicylatintoleranz, also eine Unverträglichkeit von Salicylsäure. Die entsprechende Diagnostik erfolgt bei einem Allergologen (je nach führender Symptomatik sollten Sie einen Hautarzt, einen Hals-Nasen-Ohren-Arzt oder einen Lungenfacharzt aufsuchen).
- Wenn bei Ihnen eine ***Nickelallergie*** (siehe auch S. 93) mit Kontaktekzem bekannt ist, kommt auch eine Symptomverstärkung durch nickelhaltige Lebensmittel in Betracht. Kartoffeln und Gurke enthalten zwar nur ca. 25 Mikrogramm Nickel pro 100 g, stehen während der Stärketage jedoch vermehrt auf dem Speiseplan.
- Sollten Sie auch unter Berücksichtigung all dieser Punkte nicht vorankommen, dann suchen Sie bitte einen Facharzt auf. Es ist eine diagnostische Abklärung erforderlich, die sich an Ihren Leitsymptomen orientiert. Leider muss der Testpfad für Sie hier enden.

Erklärung 2:

- Möglich ist natürlich auch, dass Ihre Beschwerden rein gar nichts mit der Ernährung zu tun haben oder zumindest nicht primär durch Lebensmittel verursacht sind. In Betracht kommen folgende Erkrankungen: eine organische Erkrankung, eine chronische Infektion oder eine chronisch entzündliche nicht infektbedingte Erkrankung, ein Reizmagensyndrom, ein Reizdarmsyndrom, eine depressive Störung oder eines der selteneren Syndrome (siehe S. 114). Zur Abklärung dieser Erkrankungen wenden Sie sich bitte an Ihren Hausarzt bzw. an einen Facharzt. Es ist eine diagnostische Abklärung erforderlich, die sich an Ihren Leitsymptomen orientiert.

!

Möglicherweise haben Ihre Beschwerden auch nichts mit Ihrer Ernährung zu tun.

Steebsche Stärkerezepte

Bevor Sie anfangen, den Kochlöffel zu schwingen, einige Tipps vorweg:

- Jedes Gericht ist für eine Portion bemessen. Essen Ihr Partner oder Ihre Familie mit, dann rechnen Sie die Zutatenmengen einfach auf die entsprechende Personenzahl hoch.
- Bereiten Sie die Gerichte möglichst frisch zu. Wenn Sie etwas zur Arbeit mitnehmen möchten, dann sorgen Sie dafür, dass die Speisen bis zum Verzehr ausreichend gekühlt sind. Beides dient dazu, den Histamingehalt möglichst niedrig zu halten.
- Verwenden Sie möglichst viele Bioprodukte.

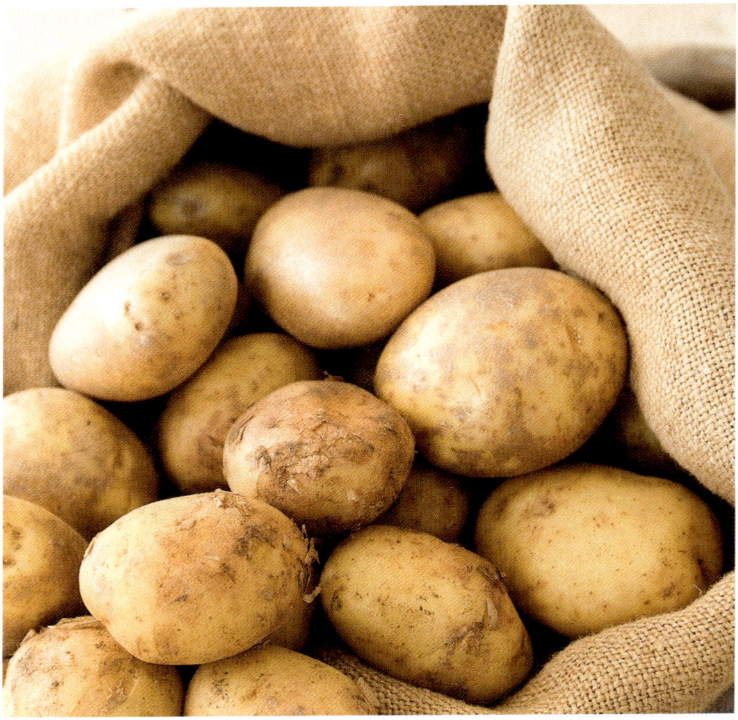

Bereiten Sie die Gerichte möglichst frisch und am besten mit Bioprodukten zu.

REISGERICHTE

Ghee

Zutat für ca. 200 g
250 g ungesalzene Butter

Zubereitung
1. Die Butter in einem Topf verflüssigen und dann ca. 20 Minuten im offenen Topf auf kleiner Stufe leise köcheln. Den Topf spätestens vom Herd nehmen, wenn die Butter beginnt, am Topfboden bräunlich anzusetzen.
2. Ein Tassensieb auf ein Schraubglas setzen, mit einem Stückchen Geschirrtuch überlappend auskleiden und die Flüssigkeit in das Glas filtern.
3. Mit dem Abkühlen wird das zunächst klare, gelbe Ghee gelblich und fest.

Tipps: Ghee wird bei Raumtemperatur aufbewahrt. Das Sieb darf nicht aus Kunststoff sein, sonst würde es schmelzen. Haben Sie kein Metallsieb, dann legen Sie ein Stück Geschirrtuch direkt auf das Glas, drücken Sie es etwas hinein und binden Sie es mit einem Faden um das Schraubgewinde fest. Das Filtern durch ein Küchenpapier oder einen Kaffeefilter klappt nicht, da die Poren verstopfen.

Reiswaffel mit Ghee

Das Rezept enthält:
121 kcal, < 1 g E, 10 g F, 6 g K, < 1 g B

Zutat
1 Bio-Vollkornreiswaffel

Zubereitung
Waffel mit 1 TL Ghee bestreichen und evtl. mit etwas Salz bestreuen.

Tipp: Die Reiswaffeln können Sie auch zwischendurch knabbern. Sie dürfen gesalzen sein, jedoch keinen Schokoladenüberzug haben.

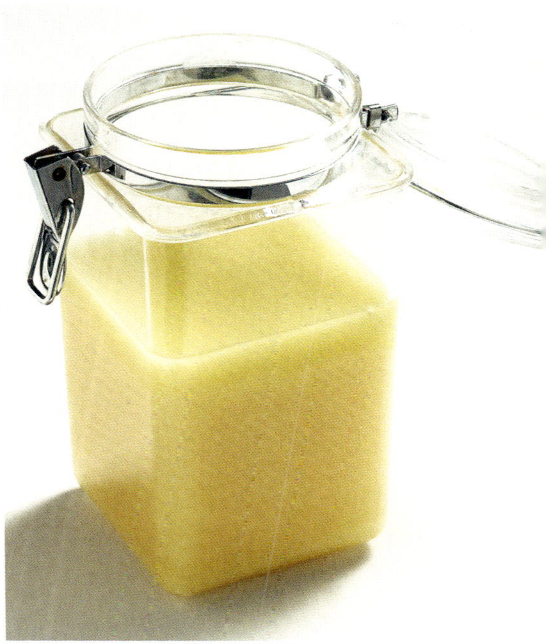

Reissalat

Das Rezept enthält:
392 kcal, 4 g E, 20 g F, 49 g K, 1 g B

Zutaten

30 g Salatgurke (geschält gewogen)
150 ml Wasser
½ TL Salz
60 g Parboiled Reis
2 EL Olivenöl
1 EL weißer Balsamicoessig
1 EL Wasser
1 EL tiefgefrorenes Basilikum oder Petersilie
¼ TL Salz

Zubereitung

1. Die Salatgurke grob raspeln und in einem Sieb abtropfen lassen.
2. Wasser mit dem Salz aufkochen, den Reis zugeben und im geschlossenen Topf auf kleinster Stufe so lange köcheln, bis das gesamte Wasser aufgenommen ist.
3. Den Reis ganz abkühlen lassen und mit den restlichen Zutaten mischen.

Tipps: Parboiled Reis ist ein Reis, dessen Vitamine und Mineralstoffe vor dem Schälen größtenteils in das Innere des Korns gepresst wurden. Einfacher weißer Reis verliert dagegen mit dem Schälen seine Vitamine und Mineralien.

Reisflockenbrei

Das Rezept enthält:
216 kcal, 4 g E, 1 g F, 47 g K, 1 g B

Zutaten

150 ml Wasser
2 TL weißer Zucker
50 g Reisflocken (aus Naturreis)

Zubereitung

Das Wasser mit dem Zucker aufkochen, die Reisflocken einrühren, dann sofort vom Herd nehmen und im geschlossenen Topf 10 Minuten ausquellen lassen.

Tipps: Der Reisflockenbrei ist in der Zubereitung einfacher und schneller als Milchreis – günstig für Morgenmuffel. Sie dürfen Ihren Reisflockenbrei mit Zimtzucker bestreuen. Mischen Sie dafür 1 EL weißen Zucker mit ½ TL Zimt. Sie könnten auch etwas gewürfelte Honigmelone unter den fertigen Brei mischen. Reisflocken erhalten Sie im gut sortierten Supermarkt, im Reformhaus oder im Bioladen.

Milchreis

Das Rezept enthält:
274 kcal, 4 g E, <1 g F, 64 g K, 1 g B

Zutaten

300 ml Wasser
25 g weißer Zucker (4 TL)
¼ TL Salz
50 g Milchreis

Zubereitung

Das Wasser mit Zucker und Salz aufkochen, den Reis hineingeben und im offenen Topf 20 bis 30 Minuten köcheln lassen, dabei mehrmals umrühren. Der Reis soll die gesamte Flüssigkeit aufnehmen und dabei weich werden.

Tipps: Sie dürfen Ihren Milchreis mit Zimtzucker bestreuen. Mischen Sie hierfür 1 EL weißen Zucker mit ½ TL Zimt. Milchreis schmeckt warm oder kalt. Sie könnten auch etwas gewürfelte Honigmelone unter den fertigen Reis mischen.

Reispfanne

Das Rezept enthält:
676 kcal, 7 g E, 35 g F, 80 g K, 3 g B

Zutaten

1 Risotto-Portion (die Hälfte des Rezepts S. 28)
2 TL Ghee
100 g Salatgurke oder Honigmelone (geschält gewogen)

Zubereitung

Ghee in einer beschichteten Pfanne erhitzen, die klein gewürfelte Gurke oder Honigmelone kurz darin anbraten, den Reis zugeben und erhitzen.

Tipp: Sie könnten den Reis auch kalt mit den Gurkenwürfeln mischen und als Salat mit zur Arbeit nehmen.

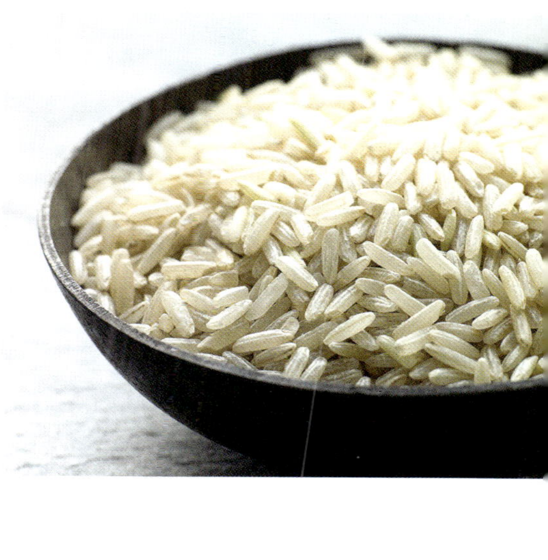

Risotto

Das Rezept enthält:
484 kcal, 7 g E, 15 g F, 78 g K, 2 g B

Zutaten für 2 Portionen

750 ml Wasser
1 TL Salz
1 Döschen Safran (0,1 g)
200 g Milchreis
3 EL Olivenöl (oder 3 TL Ghee)

Zubereitung

1. 250 ml Wasser mit dem Salz und dem Safran aufkochen, den Reis zugeben, das Wasser im offenen Topf auf mittlerer Hitze verkochen lassen.

2. Nach und nach das restliche Wasser zugeben und verkochen lassen. Dabei ab und zu umrühren.

3. Vor dem Servieren das Olivenöl oder das Ghee unterrühren.

Tipps: Die Hälfte des zubereiteten Risottos ist für die Reispfanne (S. 27) vorgesehen; heben Sie diese Portion im Kühlschrank auf. Außerhalb der Stärketage können Sie zum Schluss 60 g geriebenen Parmesan auf die gesamte Menge zugeben. Servieren Sie das Risotto dann als Vorspeise für 4 Personen, angerichtet auf Blattsalat und mit Baguette.

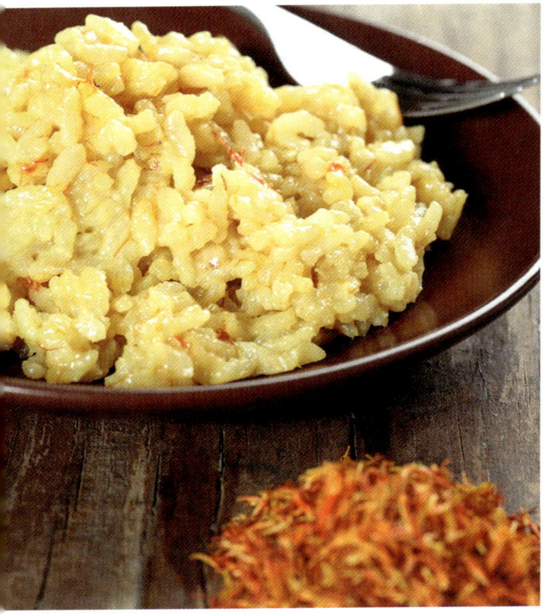

Reissuppe

Das Rezept enthält:
268 kcal, 4 g E, 10 g F, 40 g K, 1 g B

Zutaten

300 ml Wasser
½ TL Salz
50 g Parboiled Reis
1 EL Olivenöl zum Würzen
1 EL Petersilie

Zubereitung

1. Das Wasser mit dem Salz aufkochen, den Reis zugeben und im geschlossenen Topf ca. 15 Minuten leise köcheln.

2. Vor dem Servieren Öl und Petersilie unterrühren. Wer möchte, kann die Suppe pürieren.

KARTOFFELGERICHTE

Backkartoffeln

Das Rezept enthält:
345 kcal, 6 g E, 15 g F, 60 g K, 5 g B

Zutaten

1 EL Olivenöl
¼ TL Salz
300 g Kartoffeln (geschält gewogen; Biokartoffeln ungeschält verwenden)
1 Blatt Backpapier
1 TL Olivenöl zum Würzen

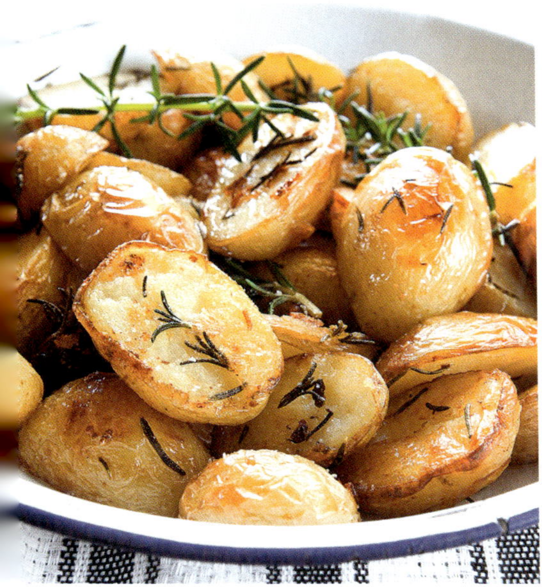

Zubereitung

1. Größere Kartoffeln halbieren.
2. Öl, Salz und Kartoffeln in einer Schüssel gut mischen und dann auf einem mit Backpapier ausgelegten Backblech ausbreiten.
3. Je nach Kartoffelgröße 30 bis 40 Minuten bei 180 °C Heißluft auf der mittleren Schiene backen. Die Kartoffeln sollen etwas bräunen. Zum Schluss mit 1 TL Öl würzen.

Petersilienkartoffeln

Das Rezept enthält:
359 kcal, 5 g E, 20 g F, 38 g K, 5 g B

Zutaten

250 g festkochende Kartoffeln
25 g Ghee
1 EL Petersilie
¼ TL Salz

Zubereitung

1. Pellkartoffeln kochen, etwas abkühlen lassen, pellen und in einer beschichteten Pfanne im Ghee rundherum braun braten.
2. Die Kartoffeln mit der Petersilie und dem Salz mischen.

Pommes frites

Das Rezept enthält:
300 kcal, 6 g E, 10 g F, 44 g K, 6 g B

Zutaten

1 EL Olivenöl
300 g große festkochende Kartoffeln (geschält gewogen)
1 Blatt Backpapier
¼ TL Salz

Zubereitung

1. Die Kartoffeln schälen, abbrausen und mit Küchenpapier abtrocknen. Längs in 1 cm breite Scheiben, dann in 1 cm dicke Stifte schneiden.

2. Die Stifte in einer Schüssel gut mit dem Öl mischen und dann sofort nebeneinander auf einem mit Backpapier ausgelegten Backblech ausbreiten. Die Pommes frites sollen sich nicht berühren.

3. Bei 180 °C Heißluft (vorgeheizt) ca. 30 Minuten auf der unteren Ebene backen, dabei nach 15 bis 20 Minuten einmal wenden.

4. Die nun gebräunten Pommes frites mit dem Salz mischen und sofort servieren.

Tipp: Wenn Sie das Salz direkt zum Öl geben, wird den Kartoffeln Wasser und Stärke entzogen und sie werden beim Backen zu weich.

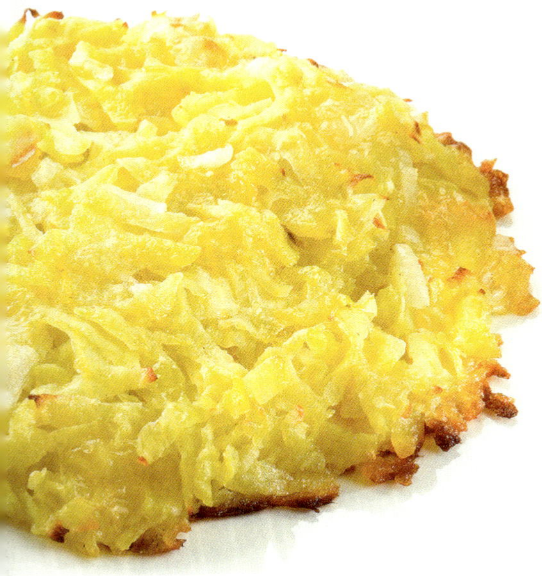

Rösti

Ein Stück enthält:
125 kcal, 1 g E, 10 g F, 7 g K, 1 g B

Zutaten

150 g Kartoffeln (geschält gewogen)
¼ TL Salz
30 g Ghee (6 TL)

Zubereitung

1. Die Kartoffeln grob raspeln und mit dem Salz mischen.

2. Das Ghee in einer beschichteten Pfanne erhitzen und darin drei Rösti braten – jede Seite ca. 4 Minuten bei mittlerer Hitze –, dabei mit dem Pfannenwender von den Seiten und oben festdrücken.

Kartoffelsalat

Das Rezept enthält:
285 kcal, 6 g E, 11 g F, 40 g K, 5 g B

Zutaten

250 g Kartoffeln
75 g Salatgurke (geschält gewogen)
50 ml heißes Wasser
2 EL Olivenöl
1 EL weißer Balsamicoessig
¼ TL Salz

Zubereitung

1. Kartoffeln mit Schale kochen, abschrecken und etwas abkühlen lassen.
2. Salatgurke grob raspeln und in einem Sieb abtropfen lassen.
3. Heißes Wasser, Öl, Essig und Salz in einer Schüssel verschlagen.
4. Die noch warmen Kartoffeln pellen, in die Marinade schneiden und 10 bis 20 Minuten bei Raumtemperatur ziehen lassen.
5. Die abgetropfte Salatgurke direkt vor dem Servieren unterheben.

Tipp: Die Gurke wird durch das Schälen und Abtropfen bekömmlicher.

Kartoffelsuppe

Das Rezept enthält:
265 kcal, 5 g E, 10 g F, 37 g K, 5 g B

Zutaten

250 g Kartoffeln (geschält gewogen)
250 ml Wasser
½ TL Salz
1 EL Olivenöl zum Würzen

Zubereitung

1. Die Kartoffeln klein würfeln und im Salzwasser im geschlossenen Topf ca. 15 Minuten gar köcheln.
2. Die Hälfte der Kartoffeln herausheben, die restlichen Kartoffeln mit dem Kochwasser pürieren und die Kartoffelwürfel zurück in die Suppe geben. Mit Öl würzen.

Tipp: Außerhalb der Stärketage können Sie das Öl durch 50 g Schmand ersetzen und 1 EL Schnittlauch zufügen.

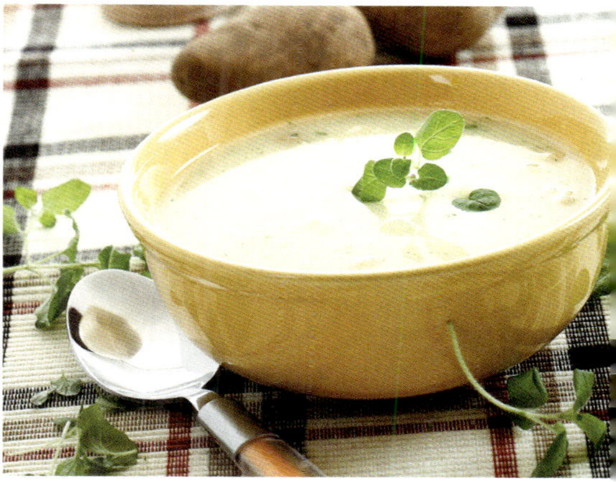

Kartoffelchips

Das Rezept enthält:
160 kcal, 2 g E, 10 g F, 15 g K, 2 g B

Zutaten

1 Blatt Backpapier
100 g Kartoffeln (geschält gewogen)
1 EL Olivenöl
etwas Salz

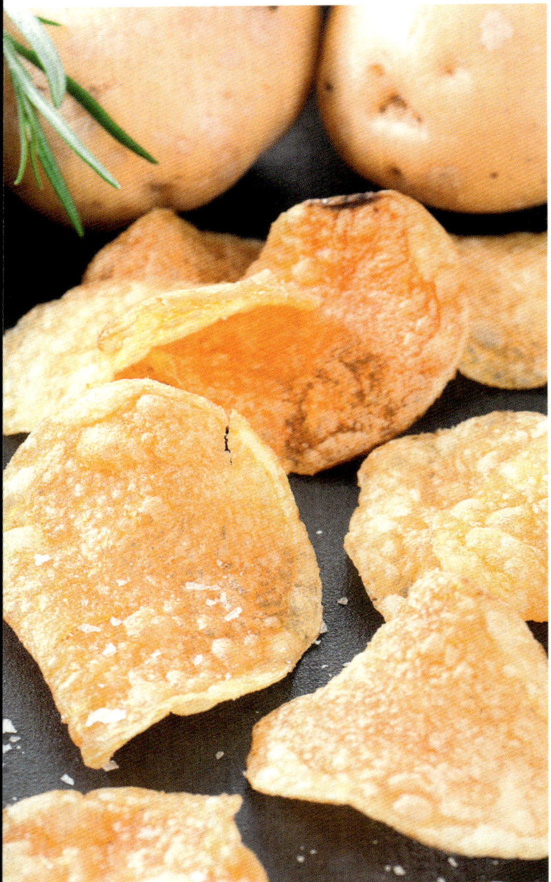

Zubereitung

1. Kartoffeln in möglichst dünne Scheiben schneiden (geht am besten mit dem Allesschneider auf Stufe 1), nebeneinander auf einem mit Backpapier ausgelegten Backblech auslegen, mit Öl bepinseln und mit Salz bestreuen.

2. Ca. 15 Minuten bei 200 °C Heißluft auf der unteren Schiene backen. Danach ganz auskühlen lassen.

Bratkartoffeln

Das Rezept enthält:
404 kcal, 5 g E, 25 g F, 37 g K, 5 g B

Zutaten

250 g Kartoffeln (geschält gewogen)
¼ TL Salz
25 g Ghee

Zubereitung

1. Die Kartoffeln in sehr dünne Scheiben schneiden und mit dem Salz mischen.

2. Das Ghee in einer beschichteten Pfanne erhitzen, die Kartoffelscheiben darin ca. 20 Minuten lang bei mittlerer Hitze unter mehrmaligem Wenden braten.

Pellkartoffeln

Das Rezept enthält:
300 kcal, 6 g E, 10 g F, 44 g K, 6 g B

Zutaten

300 g Kartoffeln
1 EL Olivenöl
Salz zum Würzen

Zubereitung

Die Kartoffeln wie gewohnt in Salzwasser kochen oder dämpfen. Das Öl und Salz zu den Kartoffeln servieren.

Tipp: Biokartoffeln brauchen nicht gepellt zu werden. Pellkartoffeln lassen sich ganz unkompliziert in einem Dampfgarbeutel (z. B. von Toppits) in der Mikrowelle zubereiten.

Stampfkartoffeln

Das Rezept enthält:
233 kcal, 4 g E, 10 g F, 30 g K, 5 g B

Zutaten für 1 Portion

200 g festkochende Kartoffeln (geschält gewogen)
50 ml Wasser
1 EL Olivenöl
1 TL weißer Balsamicoessig
¼ TL Salz
1 EL Petersilie

Zubereitung

1. Die Kartoffeln in daumendicke Stücke schneiden und im Wasser im geschlossenen Topf ca. 15 Minuten gar dämpfen.
2. Den Topf vom Herd nehmen und die Kartoffeln im übrig gebliebenen Kochwasser kurz und grob zerstampfen.
3. Die übrigen Zutaten unterrühren, ggf. noch ein wenig heißes Wasser zufügen.

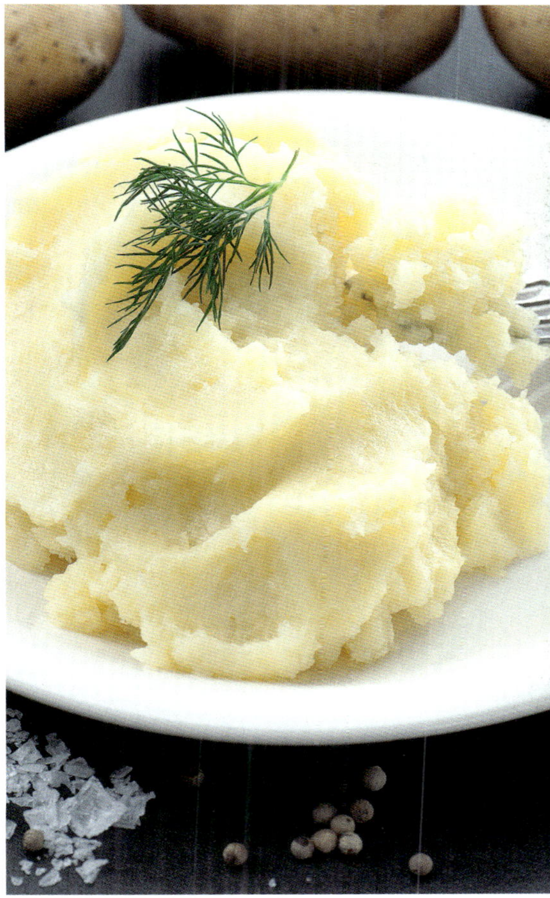

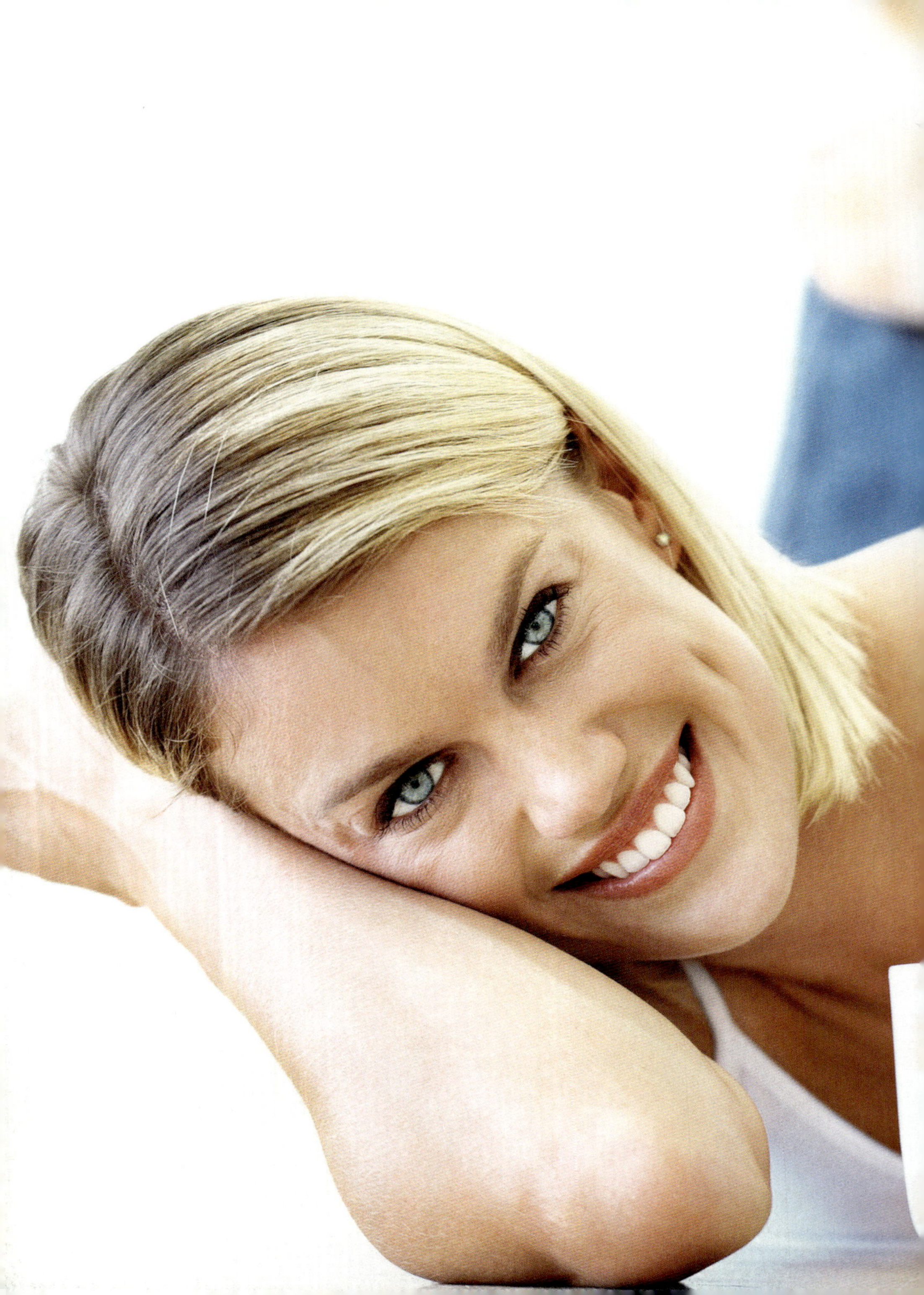

IHR PFAD AUS DER LEBENSMITTEL-INTOLERANZ

In diesem Kapitel erfahren Sie, welche unterschiedlichen Intoleranzen es gibt, wie Sie sich selbst auf Unverträglichkeiten testen können und wie Fachärzte bei der Diagnostik vorgehen. Auch Lebensmittelallergien oder Syndrome des Magen-Darm-Systems können zahlreiche Beschwerden auslösen. Den richtigen Befund zu erstellen, kann manchmal ein echtes Puzzlespiel sein. Vor allem, wenn mehrere Unverträglichkeiten zusammen auftreten.

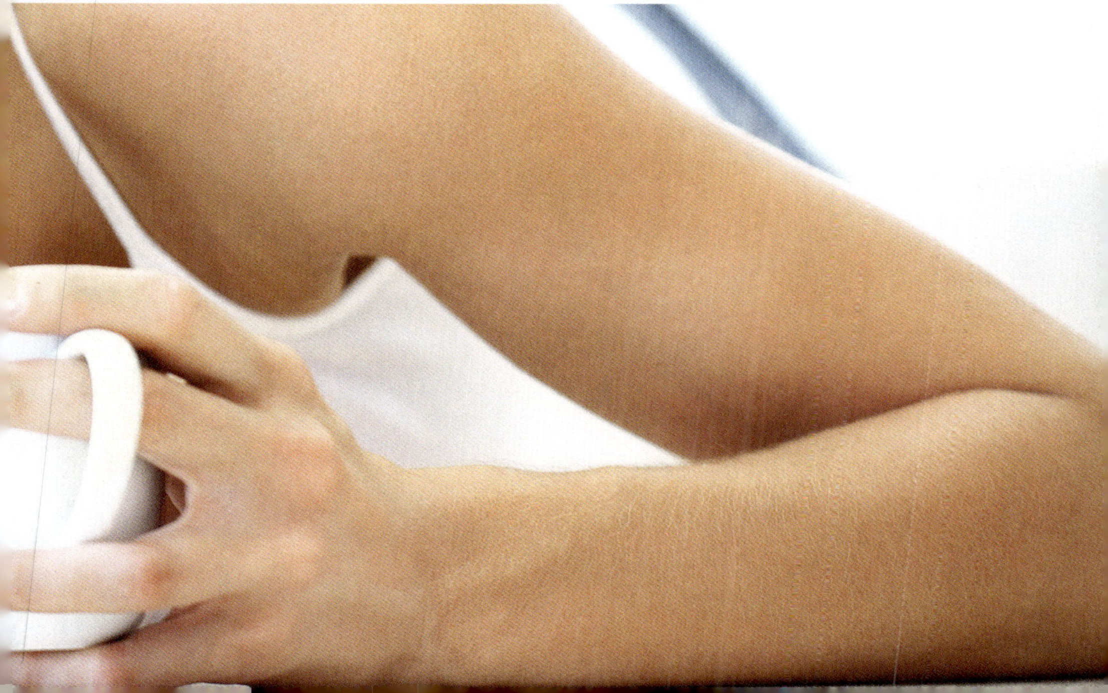

!

Kohlenhydratmalabsorption: Kohlenhydrat = Zucker, mal = schlecht, Absorption = Aufnahme

KOHLENHYDRAT-INTOLERANZEN

Das Wichtigste in Kürze

Man unterscheidet zwei Formen von Kohlenhydratintoleranzen:

- Primäre Kohlenhydratmalabsorption: Es liegt ein Mangel an einem Enzym oder an einem Transportprotein vor. Beispiele hierfür sind die Laktose- und Fruktosemalabsorption.
- Sekundäre Kohlenhydratmalabsorption: Es liegt ein Zustand vor, der eine Kohlenhydratmalabsorption begünstigt, z. B. Reizdarmsyndrom, Zöliakie, Magen-Darm-Infektion, Morbus Crohn, Colitis ulcerosa, Bestrahlung, Chemotherapie, Dickdarmdysbiose, bakterielle Überwucherung des Dünndarms, Zustand nach Operation am Magen-Darm-Trakt.

!

Es gibt zwei Formen von Kohlenhydratintoleranzen.

Unsere Verdauung

Damit Sie die Vorgänge bei einer Kohlenhydratmalabsorption besser verstehen können, schauen wir uns einmal die Verdauung im menschlichen Körper an.

!

Verdauung beginnt im Mund.

In der Mundhöhle beginnt bereits die Vorverdauung, denn von den Speicheldrüsen wird das Enzym Amylase mit dem Speichel abgegeben. Die Amylase beginnt, vermischt mit dem Nahrungsmittel, noch auf dem Weg zum Magen mit der Zerlegung der Stärke.

Im Magen, der ein Hohlmuskel ist, wird die mechanische Zerkleinerung der Speise, die von Zähnen und Zunge bereits begonnen wurde, fortgesetzt. Hierfür laufen regelmäßige Muskelkontraktionswellen durch den Magen, man könnte auch sagen, die Speise wird klein massiert oder geknetet. Im Magen wird die enzymatische Verdauung durch sauren Magensaft (Eiweißverdauung) und Enzyme (Amylase für die Stärke, Pepsin für das Eiweiß) fortgesetzt. Im Magen befinden sich normalerweise nur Bakterien, die mit der Nahrung dort ankommen, diese überleben das saure Magenmilieu jedoch überwiegend nicht. Eine Ausnahme bildet das Bakterium Helicobacter Pylori, das sich, wenn man sich mit ihm infiziert hat, in der Magen- bzw. Dünndarmschleimhaut ansiedelt und zu Entzündungen, Geschwüren bis hin zu Magenkrebs führen kann.

Im Dünndarm, der vier bis sechs Meter lang ist und sich an den Magen anschließt, findet dann die endgültige chemische Aufspaltung der Kohlenhydrat-, Eiweiß- und Fettmoleküle statt, bis eine Molekülform erreicht ist, die über die Schleimhautzotten in die Blutbahn aufgenommen (absorbiert) werden kann. Die Enzyme für diese Vorgänge werden teils in der Dünndarmschleimhaut selbst gebildet (wie die Laktase), teils werden sie in der Bauchspeicheldrüse gebildet und über den Bauchspeicheldrüsengang in den Dünndarm geschickt (wie die Lipase zur Fettverdauung). Da für den Verdauungsvorgang im Dünndarm keine Bakterien benötigt werden, ja diese sogar stören würden, ist der Dünndarm nur gering mit Bakterien besiedelt. Eine bakterielle Überbesiedlung des Dünndarmes kann zu Verdauungsstörungen führen (siehe bakterielle Überwucherung S. 114).

!

Die chemische Aufspaltung der Nahrung findet im Dünndarm statt.

Der Dickdarm folgt mit seinen etwa 1,5 Metern Länge dem Dünndarm. Er hat die Aufgabe, den „Rest vom Fest" ausscheidungsfähig zu machen. Er sorgt für die richtige Stuhlkonsistenz, indem er der flüssigen Kotmasse Wasser entzieht. Die Dickdarmschleimhaut hat außerdem eine sehr wichtige Barrierefunktion: Die Art und Menge ihrer Bakterienbesiedlung trägt entscheidend dazu bei, wie „dicht" die Dickdarmschleimhaut ist und wie gut sie damit vor der Absorption unerwünschter Stoffe (z. B. Giftstoffe, Bakterien) geschützt ist. Ein bakteriell fehlbesiedelter „undichter" Darm kann zu verschiedenen Erkrankungen führen (siehe Leaky-Gut-Syndrom S. 108).

!

Kohlenhydrate sind Zucker.

Was sind Kohlenhydrate?

Kohlenhydrate sind, vereinfacht gesagt, Zucker. Die wesentliche Aufgabe der Kohlenhydrate ist die Bereitstellung von Energie für alle Körperzellen. Es gibt langkettige Zucker (Polysaccharide, längere Molekülketten), Zweifachzucker (Disaccharide, zwei miteinander verbundene Moleküle) und Einfachzucker (Monosaccharide, nur ein Molekül).

Bevor die Zucker durch die Dünndarmwand in das Blut aufgenommen werden können, müssen sie (bis auf die Monosaccharide) in Einfachzucker zerlegt werden. Hierfür werden spezifische Enzyme benötigt – jeder Zucker hat sozusagen „sein“ Enzym. In der Leber werden die resorbierten Zucker weiter verstoffwechselt, hierfür werden von der Leber Enzyme bereitgestellt.

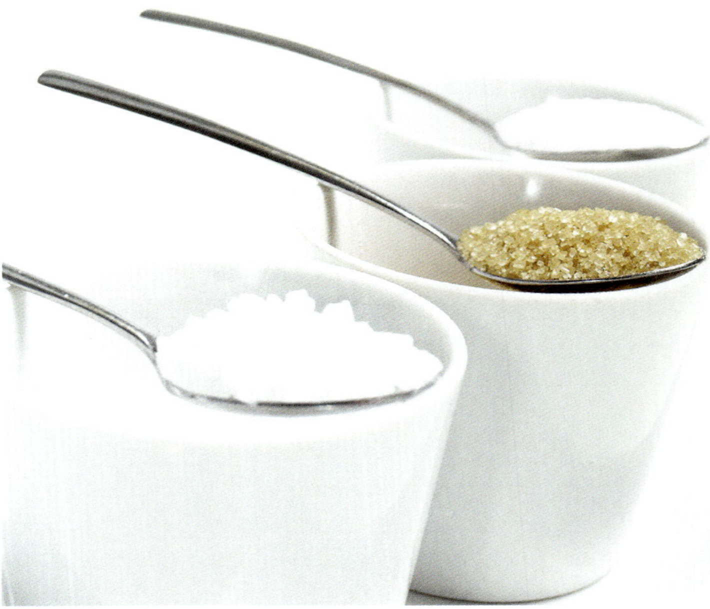

Zucker sind nichts anderes als Kohlenhydrate. Ihre wesentliche Aufgabe ist die Bereitstellung von Energie.

Wichtige Kohlenhydrate auf einen Blick

FACHNAME	DEUTSCHER NAME	ZUSAMMENSETZUNG	ENZYME	VORKOMMEN
Polysaccharide				
Amylose	pflanzliche Stärke	Glukosekette	Amylase	Getreide, Kartoffel
Amylopektin	pflanzliche Stärke	Glukosekette	Maltase	Getreide, Kartoffel
Glykogen	tierische Stärke	Glukosekette	verschiedene	Leber, Muskel
Disaccharide				
Laktose	Milchzucker	Glukose-Galaktose	Laktase	Milch, Muttermilch, Milchprodukte
Maltose	Malzzucker	Glukose-Fruktose	Maltase	Produkt der Stärkeverdauung
Saccharose (Sucrose)	Rohrzucker	Glukose-Fruktose	Saccharase	Zuckerrübe, Früchte, Zuckerrohr, Ahornsirup
Trehalose (Mykose)	Pilzzucker	Glukose-Glukose	Trehalase	frische Pilze
Monosaccharide				
Galaktose	–	Einzelmolekül	Galaktokinase	Bestandteil der Laktose
Glukose (Dextrose)	Traubenzucker	Einzelmolekül	verschiedene	Früchte, Honig, Pflanzen
Fruktose (Lävulose)	Fruchtzucker	Einzelmolekül	verschiedene	Früchte, Honig, Pflanzen, Agavendicksaft, Inulin

Kohlenhydratmalabsorption

Kann ein Kohlenhydrat im Dünndarm nicht oder nicht ausreichend aufgenommen werden, weil das dazu passende Enzym bzw. Transportprotein vermindert ist oder fehlt, dann wandert das Kohlenhydrat ungenutzt weiter in den Dickdarm. Dort stürzen sich die Bakterien mit Freude auf das unerwartete Überangebot.

Bei der Zerlegung der Kohlenhydrate durch die Bakterien entstehen Säuren und Gase, die zu Übelkeit (seltener Erbrechen), Völlegefühl, Blähbauch, vermehrten Magen- und Darmgeräuschen, Bauchschmerzen, Darmwinden, Stuhldrang nach einer Mahlzeit und Durchfall führen können. Die Symptome sind bei allen Kohlenhydratmalabsorptionen ähnlich und können einzeln oder in beliebiger Kombination auftreten. Man spricht bei diesem Krankheitsbild dann von einer Kohlenhydratunverträglichkeit oder -intoleranz.

Gut zu wissen

Bei einer Kohlenhydratmalabsorption handelt es sich weder um eine Allergie noch um eine Zuckerkrankheit und in der Regel liegt auch keine organische Erkrankung vor.

H_2-Atemtest – verblüffend einfach

!

Der H_2-Atemtest wird insbesondere für die Diagnose von Kohlenhydratmalabsorptionen eingesetzt.

Dieser recht einfache und wenig belastende Test wird insbesondere für die Diagnose von Kohlenhydratmalabsorptionen eingesetzt. Getestet werden können z. B. die Kohlenhydrate Fruktose, Laktose, Saccharose oder die Zuckeralkohole Sorbit und Xylit. Bei speziellen Fragestellungen können auch andere Zucker eingesetzt werden.

Das Prinzip Werden Kohlenhydrate im Dickdarm zersetzt (was bei gesunden Menschen nur in geringer Menge vorkommt), dann entsteht unter anderem Wasserstoff. Dieses Gas wird über die

Dickdarmschleimhaut in das Blut aufgenommen, mit dem Blut zur Lunge transportiert und dort über die Lungenbläschen abgeatmet. Die Menge des abgeatmeten Wasserstoffs ist mit dem Atemtest feststellbar.

Testablauf Am Tag vor der Untersuchung sollten Sie keine schwer verdaulichen Speisen wie Fettiges, Zwiebeln, Kohl oder auch Hülsenfrüchte zu sich nehmen. Optimalerweise sollte während dieser Zeit auch der Zucker gemieden werden, der getestet werden soll. In den zwölf Stunden vor dem Test dürfen Sie nichts essen, als Getränk ist nur Leitungswasser erlaubt. Vor dem Test erhalten Sie dann auf nüchternen Magen, in der Regel morgens, den zu untersuchenden Zucker bzw. Zuckeralkohol in einer wässrigen Lösung. Während des Belastungstests dürfen Sie weder essen (auch kein Kaugummi kauen) noch rauchen, nicht trainieren und nicht schlafen. Vor dem Test und dann halbstündlich (zwei bis drei Stunden lang) müssen Sie Ihre Atemluft in ein kleines Testgerät (ähnlich dem Alkoholtestgerät) pusten. Steigt der Wasserstoffwert gegenüber dem Ausgangswert um mindestens 20 ppm (parts per million) an, so gilt der Test als positiv, das heißt, Sie leiden vermutlich unter einer entsprechenden Kohlenhydratmalabsorption.

!

H_2-Atemtest: Einatmen, ausatmen – ob eine Intoleranz vorliegt, verrät die Atemluft.

Handelt es sich um einen Zucker, der den Blutzuckerwert bekanntermaßen erhöht, so wird parallel zum H_2-Test auch eine Blutzuckerbestimmung (Fingerpieks) durchgeführt. Steigt der Blutzuckerwert um mindestens 20 mg/dl gegenüber dem Ausgangswert an, so spricht dies gegen eine entsprechende Kohlenhydratmalabsorption, da dann davon auszugehen ist, dass der Testzucker im Dünndarm gut resorbiert wurde.

Der gemessene H_2-Wert fällt in bis zu 25 Prozent der Fälle falsch erhöht, seltener fällt er falsch niedrig aus. Aufgrund dieser Unzuverlässigkeit ist es besonders wichtig, im Testverlauf auf Malabsorptionssymptome (Übelkeit, Erbrechen, Blähungen, Bauch-

!

Bereits ab 30 Minuten nach der Testmahlzeit sollten die ersten Symptome auftreten.

schmerzen, Durchfall) zu achten. Diese Symptome treten, abhängig davon, wie schnell Nahrung bei Ihnen vom Mund in den Dickdarm gelangt (Dünndarmtransitzeit), etwa 30 bis 120 Minuten nach der Testmahlzeit auf. Aber auch deutlich kürzere oder längere Abstände sind möglich, das ist von Mensch zu Mensch unterschiedlich.

Es kann passieren, dass ein Testteilnehmer beim Trinken der Zuckerlösung einen Ekel verspürt, das Trinken verweigert oder direkt nach dem Trinken erbricht. Auf der anderen Seite können sich auch noch nach Stunden, z. B. am Nachmittag, Symptome einstellen.

Testmodifikation Da beim H_2-Atemtest die auftretenden Beschwerden von größerer Aussagekraft sind als die Messwerte, kann der H_2-Atemtest – sozusagen für den Hausgebrauch – zu einem Belastungstest ohne Atem- bzw. Blutzuckerproben abgewandelt werden. Dazu wird die Testlösung getrunken, die auftretenden Symptome werden registriert.

So testen Sie sich selbst

➡ TESTPFAD GLUKOSE-BELASTUNGSTEST

Dieser Selbsttest sollte nicht während der ersten vier Wochen nach einer Antibiotikatherapie, Darmspiegelung oder Darmspülung durchgeführt werden. Halten Sie vor dem Belastungstest eine Esspause von zwölf Stunden ein, also z. B. von 20 Uhr bis 8 Uhr. Als Getränk ist während dieser zwölf Stunden nur Leitungswasser erlaubt. Verschieben Sie die Einnahme von Medikamenten (also z. B. auf 10 Uhr); halten Sie hierzu ggf. Rücksprache mit Ihrem Arzt.

Für den Test benötigen Sie den zu untersuchenden Zucker. Diesen erhalten Sie in Supermarkt, Drogerie oder Apotheke. Wiegen Sie, sofern nicht anders vermerkt, 50 g des zu testenden Zuckers auf

▶▶

einer Digitalwaage ab. Lösen Sie ihn dann morgens, z. B. um 8 Uhr, in 400 ml lauwarmem Leitungswasser auf und trinken Sie die gesamte Lösung innerhalb von fünf Minuten. Während der folgenden zwei Stunden dürfen Sie nicht essen, trinken, rauchen, schlafen oder trainieren. Notieren Sie, ob und wann Beschwerden auftreten und wie ausgeprägt diese sind (leicht, mittel, stark). Manchmal treten Beschwerden erst am Nachmittag auf. Vergleichen Sie alle auftretenden Beschwerden mit den Symptomen, die Sie zur Teilnahme am Test veranlasst haben.

➡ Begeben Sie sich nun zum Testpfad Laktose auf S. 47.

Gut zu wissen

Falls Sie bei Ihrem Kind eine Kohlenhydratintoleranz vermuten, so führen Sie auf keinen Fall einen Belastungstest durch! Kinder benötigen geringere Belastungsmengen und sind zudem bei Erbrechen oder Diarrhö schneller durch Wasserverlust gefährdet. Bei einem Kind kann zudem eine ernsthafte Stoffwechselstörung vorliegen, die entgleisen könnte. Suchen Sie mit Ihrem Kind deshalb einen Facharzt auf. Mancher Kinderarzt, auf jeden Fall jeder Gastroenterologe, führt einen H_2-Atemtest bei Kindern durch (das ist ab etwa drei Jahren möglich). Bis zum Untersuchungstermin könnten Sie Ihrem Kind probeweise eine Woche lang eine laktosearme Kost geben und die Wirkung beobachten. Bedenken Sie jedoch, dass bei Kindern noch häufiger eine Fruktosemalabsorption vorkommt.

Diabetiker können den Test selbstständig durchführen, wenn sie so gut eingestellt sind, dass ihre Blutzuckerwerte unter 150 mg/dl liegen.

!

Kinder dürfen keinen Selbsttest durchführen!

Milchzuckerunverträglichkeit (Laktoseintoleranz)

Das Wichtigste in Kürze

!

Der Name täuscht: Milchzucker kommt nicht nur in Milchprodukten vor, sondern in mehr Lebensmitteln, als man vermutet.

Wo kommt Laktose vor?

Natürlicherweise kommt Laktose nur in Milch und Milchprodukten vor. Für den Säugling ist Milchzucker das wichtigste energiespendende Kohlenhydrat! Industriell wird Laktose sehr vielen Produkten zugesetzt, teils als Volumengeber bzw. Füllstoff, teils als Süßungsmittel, teils als Bräunungsmittel (z. B. für Pommes frites).

Hier eine nur kleine Auswahl laktoseangereicherter Produkte: Backwaren, Desserts, Süßigkeiten, Eis, Soße, Suppen, Dressings, Fast Food, Wurst und Fleischwaren, Energydrinks, Instantgetränke, Würzmischungen, Margarine. Auch in Medikamenten kommt Laktose vor, selbst in solchen, die zur Behandlung von Übelkeit, Erbrechen, Bauchschmerzen, Durchfall gedacht sind! Homöopathische Tabletten und Schüssler-Salztabletten bestehen sogar zu fast 100 Prozent aus Laktose.

Häufigkeit

Die Laktoseintoleranz ist weit verbreitet, aber immer noch nicht bekannt genug! Etwa jeder fünfte bis sechste Deutsche leidet an einer solchen Unverträglichkeit. Im Mittelmeerraum vertragen bis zu 50 Prozent der Menschen keinen Milchzucker, in Südostasien sind es sogar 98 Prozent der Bevölkerung. Es werden zwei Formen unterschieden:

- Alactasie (selten): Besteht schon mit der Geburt, die Laktase fehlt vollständig
- Hypolactasie (häufig): Die Enzymaktivität lässt im Laufe des Lebens nach

Was im Körper passiert

Damit der menschliche Dünndarm den Milchzucker resorbieren kann, muss dieser zunächst mithilfe des Enzyms Laktase (das die Dünndarmschleimhaut selbst produziert) in seine Einzelbausteine Glukose und Galaktose zerlegt werden. Findet dieser Vorgang nicht statt, so gelangt Laktose unverändert in den Dickdarm, von wo aus sie dann über bakteriellen Abbau zu Beschwerden führt.

!

Es ist nicht ungewöhnlich, wenn Laktoseintolerante ganz instinktiv und schon seit Jahren Milchprodukte meiden.

Gut zu wissen

Die Laktoseintoleranz hat nichts mit einer Allergie zu tun! Bei ihr geht es um den Milchzucker, bei einer Allergie geht es um das Milcheiweiß!

Die Symptome

Eine Alactasie führt schon mit Muttermilchernährung zu Durchfall und Gedeihstörung beim Säugling. In solchen Fällen ist eine konsequente und lebenslange laktosefreie Ernährung erforderlich.

Eine Hypolactasie geht typischerweise mit Übelkeit (manchmal auch Erbrechen), Völlegefühl, Bauchschmerzen bis hin zu Bauchkrämpfen, Blähungen oder Durchfall einher. Es können ein oder mehrere der Symptome auftreten. Die Intensität der Symptome hängt von der zugeführten Laktosemenge und von der Enzymrestaktivität ab. Typisch ist auch, dass manche Betroffene instinktiv Milch bzw. Milchprodukte meiden, ohne einen Grund hierfür nennen zu können. Hauterscheinungen, Bronchialasthma, verstopfte oder laufende Nase, gehäufte Infekte sind keine Symptome der Laktoseintoleranz.

!

Im Einzelfall kann es erforderlich sein, auch laktosehaltige Medikamente zu meiden.

Gut zu wissen
Die Symptome der Laktoseintoleranz können wirklich sehr unangenehm sein, die Organe nehmen jedoch keinen Schaden! Laktose erhöht zwar über seinen Glukoseanteil kurzfristig den Blutzucker, die Laktoseintoleranz hat aber nichts mit der Zuckerkrankheit zu tun.

Fallbeispiel
Eine junge Frau kam in meine Sprechstunde. Sie berichtete über eine seit einigen Jahren bekannte Laktoseintoleranz und dass sie seit dieser Diagnose Laktose konsequent meide. Trotzdem leide sie weiter unter Durchfällen. Die Einnahme von Medikamenten wurde von ihr verneint. Der Fruchtzuckerbelastungstest, den ich durchführte, fiel unauffällig aus.

Bei erneuter Befragung stellte sich dann heraus, dass die Patientin eine Verhütungspille einnahm, die sie nicht als Medikament eingeordnet und deshalb nie angegeben hatte. Und diese Pille war tatsächlich laktosehaltig. Nach Umstellung der Pille auf ein laktosefreies Präparat verschwanden die Durchfälle umgehend.

Es ist eher selten, dass jemand derart empfindlich auf Laktose reagiert, denn meistens ist eine Restaktivität an Laktase vorhanden. In meiner ärztlichen Praxis habe ich bislang zwei Patientinnen mit einer solchen Empfindlichkeit erlebt, bei einer von beiden handelte es sich um eine ältere Frau. Dieses Fallbeispiel verdeutlicht, dass man bei der Suche nach Lebensmittelintoleranzen manchmal wie ein Detektiv vorgehen muss.

So testen Sie selbst

➡ TESTPFAD LAKTOSE

Da die Laktoseintoleranz fast 50 Prozent der Lebensmittelunverträglichkeiten ausmacht, beginnen wir mit dem Laktose-Belastungstest. Führen Sie den Selbsttest wie für den Kohlenhydrat-Belastungstest auf S. 42 beschrieben mit 50 g Milchzucker durch. Achten Sie darauf, dass Sie den Milchzucker nicht mit Lactulose verwechseln, dieses ist ein unresorbierbarer Zucker zum Abführen. Bei einer bekannten Galaktosämie (siehe S. 67) darf der Laktose-Belastungstest selbstverständlich nicht durchgeführt werden.

Testergebnis

Keine Symptome: Eine Laktoseintoleranz ist unwahrscheinlich. Halten Sie heute einen Stärketag ein und führen Sie morgen den Fruktose-Belastungstest (S. 58) durch.

Geringe Symptome (z. B. leichte Übelkeit, leichte Blähungen): Wahrscheinlich kommen Sie im Alltag gut zurecht, sofern Sie keine Übermengen an Milch oder Milchprodukten verzehren. 50 g Milchzucker entsprechen nämlich in etwa der Laktosemenge von 1 Liter Milch oder ½ Liter Milch plus 250 g Milchschokolade. Halten Sie heute einen Stärketag ein und führen Sie morgen den Fruktose-Belastungstest (S. 58) durch.

Deutliche Symptome (z. B. Erbrechen, starke Blähungen, Durchfall): Eine Laktoseintoleranz ist wahrscheinlich (theoretisch könnte jedoch auch eine Glukose-Galaktoseintoleranz vorliegen, siehe S. 67). Ernähren Sie sich heute und morgen weiter nach den Stärkerezepten. Führen Sie dann übermorgen den Fruktose-Belastungstest (S. 58) durch.

!

Auf dem Testpfad begegnen Sie nacheinander der Laktoseintoleranz, intestinalen Fruktoseintoleranz und Histaminintoleranz – entsprechend der Häufigkeit ihres Vorkommens.

So testet der Facharzt

Bei manchem Internisten, in jedem Fall aber bei jedem Gastroenterologen, wird ein H_2-Laktose-Atemtest durchgeführt (siehe S. 40). Spricht das Ergebnis für das Vorliegen einer Laktoseintoleranz, so wird der Arzt in der Regel raten, zunächst auf eine laktosearme Ernährung umzustellen. Bessern sich die Symptome dann nicht deutlich, werden – abhängig von der Art Ihrer Symptome und von Ihrem Krankheitsverlauf – weitere Untersuchungen durchgeführt. Dazu gehört dann auch, den Laktosegehalt von Medikamenten zu überprüfen.

Vorsicht Falle

Probiotische Produkte, die mit wundersamen Wirkungen bei Magen-Darm-Beschwerden werben, können Laktose beinhalten – für Laktoseintolerante kann das ganz im Gegenteil eine Verstärkung von Völlegefühl, Blähungen etc. mit sich bringen!

Manche Medikamente, die gegen Magen-Darm-Beschwerden helfen sollen, können bei hochgradig Laktoseintoleranten genau das Gegenteil bewirken: Simeticon (Apotheke) hilft gut gegen Blähungen, kann in Tablettenform jedoch Laktose enthalten! Dasselbe gilt übrigens für Metoclopramid (gegen Übelkeit) und Loperamid (gegen Durchfall).

Homöopathische Tabletten und Schüssler-Salztabletten bestehen, wie bereits erwähnt, sogar zu fast 100 Prozent aus Laktose.

So werden Sie beschwerdefrei

!

Testen Sie Ihre Toleranzschwelle aus.

Niemand kann Ihnen sagen, wie viel Milchzucker Sie pro Tag vertragen. Das Toleranzspektrum reicht vom Verzicht auf größere Mengen Milch bis zum völligen Verzicht auf laktosehaltige Produkte und Medikamente. Sie kommen deshalb nicht umhin, Ihre persönliche Toleranzschwelle selbst auszutesten.

Machen Sie sich mit den Verträglichkeiten bei Laktoseintoleranz vertraut (siehe Buchklappen vorne). Fügen Sie Ihren Stärketagen Schritt für Schritt laktosehaltige Produkte hinzu – zuerst vergorene oder gereifte Milchprodukte wie Dickmilch, Kefir, Joghurt, Hartkäse, dann kleine Mengen von Milch, Sahne, Quark. Führen Sie dabei die ganze Zeit Ihr Ernährungsprotokoll fort. Fragen Sie gegebenenfalls auch nach dem Laktosegehalt Ihrer Medikamente (auch homöopathische Tabletten und Schüssler-Salztabletten). Setzen Sie vom Arzt verordnete Medikamente jedoch auf keinen Fall selbstständig ab, sondern wenden Sie sich an Ihren Hausarzt.

!

Führen Sie Ihr Ernährungs- und Symptom-Protokoll solange weiter, bis es Ihnen besser geht.

Alltagstipps

- Der Milchzuckergehalt von Milch und Milchprodukten ist unabhängig vom Fettgehalt und unabhängig von der Tierart (Kuh, Schaf, Ziege, Stute).
- Milch und Milchprodukte sind zusammen mit anderen Lebensmitteln oft besser verträglich, als wenn sie isoliert verzehrt werden.
- Nicht wärmebehandelte Sauermilchprodukte wie Joghurt, Kefir, Dickmilch sind oft gut verträglich, da sie lebende Milchsäurebakterien enthalten, die die Laktose weitestgehend abbauen. Achten Sie darauf, dass auf einem verpackten Produkt nicht „wärmebehandelt" oder unter Zutaten nicht „pasteurisierte Milch" steht.
- Käse wie Bergkäse, Gruyère (Greyerzer), Emmentaler, Parmesan, Edamer, ältere Goudasorten sind gut verträglich, da während der längeren Reifezeit dieser Käse die Laktose abgebaut wird. Frisch-, Weich- und Schmelzkäse machen jedoch kaum Reifezeit durch und sind entsprechend milchzuckerreich.
- Bevorzugen Sie laktosefreie Milchprodukte, von denen es mittlerweile in jedem gut sortierten Supermarkt eine größere Auswahl gibt. Unter der Bezeichnung „MinusL" oder „LAC"

finden Sie Milch, Joghurt, Sahne, Schmand, Mozzarella, Feta u. Ä. ohne Laktose. In diesen Produkten wurde der Milchzucker industriell abgebaut, sodass der Milchzuckergehalt unter 0,1 Prozent liegt. Milchprodukte, die in den Mittelmeerländern produziert werden, sind oft laktosearm, da die dortige Industrie die dort hohe Prävalenz der Laktoseintoleranz (50 Prozent) berücksichtigt (z. B. Feta, Mozzarella, Ricotta).

Ricotta, Mozzarella u. ä. Milchprodukte, die in Mittelmeerländern produziert werden, sind oft laktosearm.

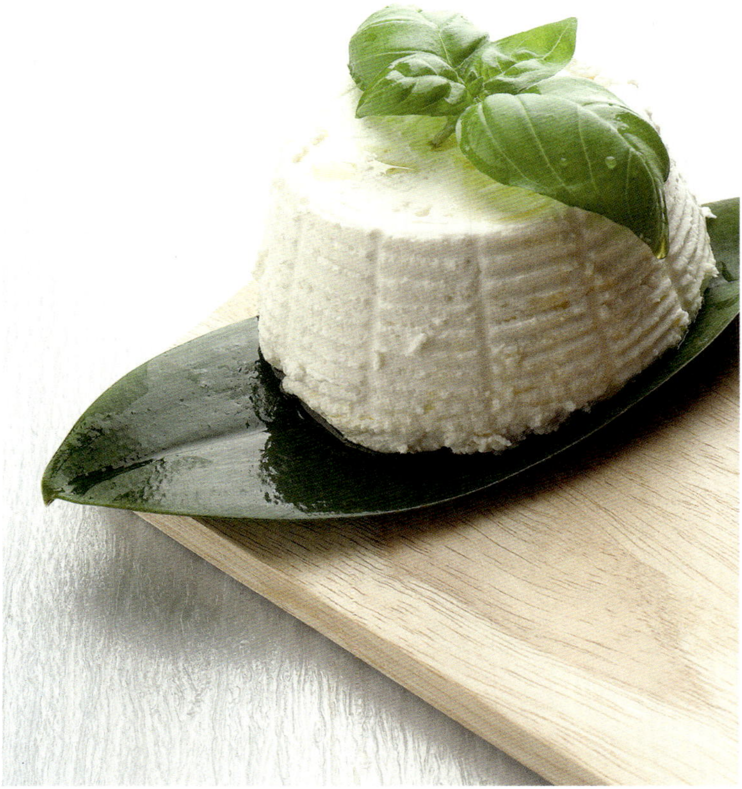

- Eine andere Alternative stellen Sojaprodukte (Sojadrink, Sojajoghurt, Sojasahne, Sojapudding), Haferdrink, Reisdrink oder Kokosmilch dar.
- Auch Margarine kann Milchzucker enthalten (laktosefrei ist die von Deli Reform).
- Butter enthält nur wenig Milchzucker.
- Bitterschokolade enthält im Gegensatz zu Milchschokolade kaum Milchzucker.
- Überprüfen Sie die Zutatenliste aller abgepackten Produkte (Milch, Milchzucker, Milchpulver, Laktose). Laktose gehört als Zutat zu den kennzeichnungspflichtigen Stoffen!
- Für Einladungen und Restaurantbesuche empfiehlt es sich, das Enzym Laktase in Tablettenform in der Handtasche zu haben. Laktase-Präparate erhalten Sie z. B. im Drogeriemarkt, der Apotheke oder in einem Onlineshop. Eingenommen wird es direkt beim Verzehr milchzuckerhaltiger Speisen.

!

Haben Sie Interesse an weiteren leckeren laktosefreien Rezepten? Sie finden diese in meinem Buch „Vegetarisch. Gesund."

➡ TESTPFAD, WENN DIE LAKTOSE-ELIMINATIONSKOST NICHT HILFT

- ➡ Möglicherweise liegt eine Mehrfachintoleranz mit einer gleichzeitig bestehenden Fruchtzucker-, Sorbit- und/oder Histaminunverträglichkeit vor. Folgen Sie zunächst dem Testpfad Fruktose auf S. 58.
- ➡ Rein theoretisch könnte auch eine Glukose-Galaktoseintoleranz vorliegen, siehe S. 67. Diese Erkrankung wird jedoch in aller Regel bereits in der Säuglingszeit festgestellt, da zu dieser Zeit schon Durchfälle auftreten. Machen Sie, falls Sie seit Ihrer Kindheit unter Verdauungsbeschwerden leiden, einen Abstecher zum Testpfad Glukose (S. 68).

Fruchtzuckerunverträglichkeit (Fruktoseintoleranz)

!

Häufiger ist die intestinale Fruktoseintoleranz.

Das Wichtigste in Kürze

Man unterscheidet zwei Formen von Fruchtzuckerintoleranz:

- Die intestinale Fruktoseintoleranz beruht auf einer Malabsorption und muss streng von der hereditären Fruktoseintoleranz abgegrenzt werden.
- Hereditäre Fruktoseintoleranz: Bei dieser genetisch bedingten, also vererblichen Erkrankung liegt keine Malabsorption vor, sondern ein Mangel bzw. ein Aktivitätsverlust des Leberenzyms Fruktose-1-Phosphat-Aldolase B. Die Häufigkeit beträgt 1:20000. Erste Symptome treten in der Säuglingszeit mit dem Zufüttern von Früchten, Gemüse, Saft und Honig auf. Fruktose wird beim Aldolasemangel unzureichend abgebaut, reichert sich in der Leber an und führt zu lebensbedrohlichen Vergiftungserscheinungen und – da nachfolgend auch der Glukosestoffwechsel gestört ist – auch zu Unterzuckerungen (Hypoglykämien). Weitere Symptome sind Magen- und Darmprobleme mit Erbrechen, Vergrößerung von Milz und Leber mit Leberverfettung, Gerinnungsstörungen und Nierenschäden. Da die Erkrankung lebensbedrohlich ist, müssen Fruktose und Fruktose liefernde Stoffe (Saccharose, Invertzucker, Inulin, Sorbit) sofort und vollständig gemieden werden. Oft, jedoch nicht immer, hat schon der Säugling eine starke Abneigung gegen fruktosehaltige Lebensmittel. Wenn wir nun nachfolgend von Fruktoseintoleranz sprechen, dann ist die intestinale Form gemeint, die auf einer Malabsorption beruht und keine derart lebensbedrohlichen Auswirkungen hat.

Wo kommt Fruktose vor?

Natürlicherweise kommt Fruktose in unterschiedlicher Konzentration in Obst, Gemüse und Honig vor. Vonseiten der Industrie werden Fruktose und Inulin (ein langkettiges Fruktosemolekül) gerne und reichlich als Süßungsmittel oder auch Füllstoff eingesetzt, insbesondere auch in Diabetikerprodukten und sogenannten Kinderlebensmitteln.

Vorsicht Falle

Renommierte Ernährungswissenschaftler warnen vor einem übermäßigen Fruktoseverzehr. Diese Warnung bezieht sich nicht auf die natürlich vorkommende Fruktose, sondern nur auf die industriell zugesetzte Fruktose. Neuere Forschungsergebnisse aus den USA zeigen, dass Fruktose die Entstehung von Hyperurikämie (erhöhter Harnsäurespiegel) und Gicht, Übergewicht, Fettleber, Bluthochdruck und Arteriosklerose (Blutgefäßverkalkung) fördern kann. Da fragt man sich, was Fruktose in Produkten für Diabetiker (die sowieso schon zu diesen Zivilisationskrankheiten neigen) und in Lebensmitteln für Kinder zu suchen hat!

Häufigkeit

Die Häufigkeit einer intestinalen Fruktoseintoleranz bei Erwachsenen geht bis zu 35 Prozent. In einer eigenen Untersuchung traten bei zehn Prozent der Frauen, die an einer obst- und gemüsebetonten Kostform teilnahmen, Magen-Darm-Beschwerden auf. Bei jeder dieser Frauen konnte mittels Fruktose-Belastungstest eine Fruktosemalabsorption nachgewiesen werden. In einer eigenen Untersuchung bei 34 Kindern mit chronischen Bauchschmerzen fand sich folgendes Diagnosespektrum (darunter ein Kind mit gleichzeitiger Fruktose- und Laktosemalabsorption):

!

Man geht davon aus, dass bis zu 35 Prozent der Erwachsenen eine intestinale Fruktoseintoleranz haben.

DIAGNOSE	ANZAHL DER KINDER	PROZENT DER KINDER
Fruktosemalabsorption	15	44,1
Psychosomatische Störung	4	11,8
Verstopfung	3	8,8
Magenschleimhautentzündung durch Helicobacter Pylori	2	5,9
Laktoseintoleranz	2	5,9
Oxyuriasis (Madenwürmer)	1	2,9
Unbehandelte chronische Bronchitis	1	2,9

Was im Körper passiert

Die Zellen der Dünndarmschleimhaut produzieren ein Transportprotein (GLUT 5), das sowohl für den Transport von Fruktose aus der Nahrung in die Blutbahn als auch für den Transport von Sorbit zuständig ist. Da Fruktose und Sorbit denselben Transporter nutzen, behindern sie sich gegenseitig bei ihrer Resorption. Glukose (Traubenzucker) hingegen verbessert die Resorption von Fruktose und Sorbit.

Die Symptome

Bei eingeschränkter Leistung des Transportsystems GLUT-5 wandert die unresorbierte Fruktose weiter in den Dickdarm, wo sie von Bakterien abgebaut wird und über die Abbauprodukte zu typischen Malabsorptionssymptomen wie Übelkeit, Erbrechen, krampfartige Bauchschmerzen, Blähungen und Durchfall führt. Häufig liegt auch eine instinktive Abneigung gegen Obst und Gemüse vor oder die Betroffenen berichten – meistens erst auf Nachfrage – Obst oder Gemüse zu meiden, ohne dass ihnen ein Grund hierfür bewusst ist.

!

Viele Betroffene meiden Obst und Gemüse instinktiv.

Von vielen Ärzten wird die Fruktosemalabsorption als „Unpässlichkeit“ oder „Befindlichkeitsstörung“ abgetan, und es werden dann keine Versuche unternommen, sie zu diagnostizieren, geschweige denn zu therapieren. Diese Ignoranz kann nur dadurch entschuldigt werden, dass diese Ärzte noch nicht erfahren haben, wie sehr die Symptome der Fruktosemalabsorption die Aktivitäten des Alltags und das soziale Miteinander beeinträchtigen können. Dazu kommen die vielen vergeblichen Arztbesuche der Hilfesuchenden, notfallmäßige Vorstellungen im Krankenhaus bis hin zu Operationen wegen starker Bauchschmerzen.

Studien haben gezeigt, dass Menschen mit Fruktosemalabsorption häufiger an einer Depression erkranken als Menschen, die Fruktose gut resorbieren. Man hat herausgefunden, dass Personen, die an der Unverträglichkeit leiden, in ihrem Blut niedrigere Tryptophanspiegel haben. Die Aminosäure Tryptophan wird jedoch für die Bildung des „Glückshormons“ Serotonin dringend benötigt. Besteht ein Mangel an dem Nervenbotenstoff Serotonin, kann es zu niedergedrückter Stimmung und Antriebslosigkeit kommen. Frauen mit Fruktosemalabsorption scheinen für die Entwicklung einer Depression besonders anfällig zu sein, da sie schon von Natur aus niedrigere Tryptophanspiegel in ihrem Blut haben. Wird eine konsequente fruktose- und sorbitarme Kost eingehalten, so bessert sich der Tryptophanspiegel. Nicht nur die körperlichen Symptome lassen nach, sondern auch die Depression bessert sich in der Regel innerhalb vier Wochen deutlich. Frauen mit Fruktosemalabsorption spüren diesen Effekt besonders intensiv.

!

Menschen, die an einer Fruktoseunverträglichkeit leiden, erkranken häufiger an Depressionen.

!

Menschen mit Fruktosemalabsorption erkranken häufiger an einer Depression.

TESTPFAD DEPRESSION

- Falls Sie bei sich eine Depression vermuten, so machen Sie bitte einen Abstecher zur Fortsetzung des Testpfads Depression auf S. 120. Sollten sich Hinweise auf eine Depression ergeben und sollten Sie im Fruktose-Belastungstest außerdem eine Fruktosemalabsorption feststellen, dann gehen Sie folgendermaßen vor: Halten Sie eine konsequent fruktose- und sorbitarme Ernährung ein und vermeiden Sie bitte auch die Zufuhr der Zuckeraustauschstoffe Xylit und Mannit. Mit einem täglichen Gute-Laune-Müsli (Rezept S. 129) sorgen Sie für eine Extraportion Tryptophan, das in Form von gemahlenem Amaranth und Quinoa besonders gut resorbierbar ist. Beurteilen Sie Ihren Zustand dann nach vier Wochen erneut:
- Wenn sich sowohl Ihre körperlichen Symptome als auch Stimmung und Antrieb gebessert haben, dann ist die Wahrscheinlichkeit für eine fruktoseassoziierte Depression hoch. Behalten Sie Ihre neue Ernährungsform bei.
- Haben sich nur die körperlichen, nicht aber die psychischen Symptome gebessert, dann kehren Sie bitte zum Testpfad Depression auf S. 120 zurück und nehmen Sie professionelle Hilfe in Anspruch. Behalten Sie die fruktosearme Ernährung und bei Sorbit-Unverträglichkeit auch eine sorbitarme Ernährung bei.

Fallbeispiel 1

Ich hatte einen 21 Monate alten Jungen in meiner Sprechstunde, dessen Mutter bei ihm seit zwei Monaten ungewohnte Appetitlosigkeit, seit zwei Wochen Durchfall und insgesamt eine Gewichtsabnahme von 1,5 kg beobachtet hatte. Auf Nachfrage berichtete sie mir, dem Kind seit zwei bis drei Monaten täglich einen Liter Apfelsaft zu trinken zu geben, da es einfach nichts anderes an Flüssigkeit zu sich nehmen wolle. Bei der körperlichen Untersuchung des Kindes fielen ein deutlich geblähter Bauch und mäßiger Druckschmerz des Bauches auf.

▶▶

Eine Stuhluntersuchung auf krankmachende Bakterien war unauffällig. Die Mutter befolgte meinen Ratschlag, täglich nur noch 250 ml Apfelsaft zu geben und diesen mit 500 ml Wasser zu verdünnen.

Der Durchfall blieb umgehend aus und der Junge hatte wieder einen guten Appetit. Einen H_2-Fruktose-Atemtest habe ich nicht durchgeführt, da das Kind dafür noch zu klein war und der Therapieerfolg meine Verdachtsdiagnose ausreichend bestätigte.

Dieser Fall zeigt in typischer Weise, dass bei Kindern schon die verringerte Zufuhr von Äpfeln und Apfelsaft das Problem beheben kann. Diese Nahrungsmittel sind bei Kindern beliebt, sie können aber zu viel Fruktose für das kindliche Körpergewicht liefern. Bei Kindern „verwächst" sich eine Fruktosemalabsorption oft mit den Jahren, da mit dem Körper auch Darm und Resorptionsleistung wachsen.

!

Kinder sollten Obstsaft nur in Form dünner Schorle erhalten, maximal 200 bis 250 ml Saft täglich – auch wegen seiner Kalorien.

Fallbeispiel 2

In meine Sprechstunde kommt eine verzweifelte Mutter mit ihrer neun Jahre alten Tochter, die sich zunehmend aus ihren Alltagsaktivitäten und eigentlich bei Kindern beliebten Ereignissen zurückzieht.

Seit gut sechs Monaten habe sie oft Übelkeit und Schmerzen im Oberbauch, dabei 3,5 kg abgenommen (aktuell wiegt das Kind 27,5 kg). Das Kind habe Angst, alleine zu Hause zu sein, da es fürchte, Schmerzen zu bekommen. Ebenfalls wegen Sorge um Schmerzen verweigere es die Teilnahme an Schulaktivitäten und wolle auch nicht an der Klassenfahrt teilnehmen.

Im H_2-Fruktose-Atemtest (das Kind trank nur 20 g Fruktose und verweigerte den Rest) traten Übelkeit, anhaltende Bauchschmerzen, Darmwinde und breiiger Stuhlgang auf, und es wurden H_2-Werte bis 37 ppm gemessen. Eine daraufhin durchgeführte fruktosearme Ernährung brachte dem Mädchen allerdings nur mäßige Linderung der Beschwerden. Erst die zusätzliche Verringerung der Zufuhr von Saccharose (Haushaltszucker) sorgte dann für weitgehende Beschwerdefreiheit.

So testen Sie selbst

!

Neuerdings wird eine Testung mit nur 25 g Fruktose empfohlen – meines Erachtens zu wenig zur Feststellung einer milderen und möglicherweise trotzdem alltagsrelevanten Fruktosemalabsorption.

➡ TESTPFAD FRUKTOSE

Führen Sie den Selbsttest wie auf S. 42 beschrieben mit 50 g Fruchtzucker durch. Bei einer bekannten hereditären Fruktoseintoleranz (siehe S. 52) darf der Fruktose-Belastungstest selbstverständlich nicht durchgeführt werden.

Testergebnis

Keine Symptome: Eine intestinale Fruktoseintoleranz ist unwahrscheinlich. Halten Sie heute einen Stärketag ein und folgen Sie dem Testpfad Histamin auf S. 80.

Geringe Symptome (z. B. Übelkeit, leichtere Blähungen): Wahrscheinlich kommen Sie im Alltag gut zurecht, sofern Sie keine Übermengen an Fruchtzucker verzehren. Verringern Sie ggf. die Fruktosezufuhr (50 g Fruchtzucker sind etwa in 750 ml Apfelsaft oder 750 g Äpfeln enthalten). Überprüfen Sie zunächst, ob Sie öfter fruktosereiche Obst-, Trockenfruchtsorten oder Obstsäfte zu sich nehmen. Verzichten Sie auf Produkte mit industriellem Fruktose- und Sorbitzusatz. Halten Sie heute einen Stärketag ein und folgen Sie dann dem Testpfad Histamin auf S. 80.

Deutliche Symptome (z. B. Erbrechen, starke Blähungen, Durchfall): Eine Fruktosemalabsorption ist wahrscheinlich. Gehen Sie zu einer fruktosearmen Ernährung über. Falls Sie sowohl im Laktose-Belastungstest als auch im Fruktose-Belastungstest deutliche Symptome bekommen haben, könnte eine Mehrfachintoleranz vorliegen. Halten Sie bitte eine laktosearme, fruktosearme und sorbitarme Ernährung ein. Bessern sich hierunter Ihre Beschwerden nicht deutlich innerhalb von ein bis zwei Wochen, dann folgen Sie bitte dem Testpfad Reizdarm auf S. 105 und lesen Sie zum Thema Bakterielle Überwucherung auf S. 114.

➡ TESTPFAD, WENN DIE FRUKTOSE-ELIMINATIONSKOST NICHT HILFT

➡ Zuallererst sollten Sie zusätzlich auf sorbitreiche Lebensmittel und Produkte verzichten (siehe S. 70). Wenn Sie möchten, könnten Sie auch einen Sorbit-Belastungstest durchführen (Testpfad Sorbit S. 73). Hilft Ihnen eine sorbitarme Ernährung nicht innerhalb einer Woche, so folgen Sie bitte dem Testpfad Saccharose-Maltose-Intoleranz auf S. 62 und danach dem Testpfad Histamin auf S. 80. Machen Sie auch schon einmal einen Leseabstecher zum Testpfad Reizdarm (S. 105).

So testet der Facharzt

Bei manchem Internisten, in jedem Fall aber bei jedem Gastroenterologen kann ein H_2-Fruktose-Atemtest durchgeführt werden (siehe S. 40). Eine parallele Blutzuckerbestimmung erfolgt hierbei nicht, da Fruchtzucker den Blutzuckerspiegel nur minimal und nicht aussagekräftig erhöht (das ist ja auch der Grund, warum Diabetikerprodukte fatalerweise seit Jahrzehnten mit Fruchtzucker hergestellt werden). Spricht das Ergebnis des H_2-Atemtestes für das Vorliegen einer intestinalen Fruktoseintoleranz, so wird in der Regel zunächst abgewartet, ob sich die Beschwerden bessern, wenn der Patient sich fruktosearm ernährt. Bessern sich die Symptome hierunter nicht deutlich, dann wird der Facharzt, abhängig von der Art Ihrer Symptome und von Ihrem Krankheitsverlauf, zu weiteren Untersuchungen raten. Dazu gehört dann auch, die Verträglichkeit von Sorbit zu überprüfen, die öfter parallel zur Fruktosemalabsorption vorliegt. Falls Sie schon lange intuitiv Fruktose meiden, bereits in der Kindheit zu Bauchbeschwerden und Durchfall neigten, vielleicht sogar Unterzuckerungen aufgetreten sind oder eine Leberverfettung bekannt ist, sollte auch an eine bis dato unerkannte hereditäre Fruktoseintoleranz gedacht werden. Für diese Diagnose steht ein Gentest im Blut zur Verfügung.

!

Auch eine hereditäre Fruktoseintoleranz kann im Einzelfall einmal länger unerkannt verlaufen.

!

Wie viel Fruchtzucker Sie vertragen, hängt davon ab, wie stark die Fruktoseresorption gestört ist.

So werden Sie beschwerdefrei

Machen Sie sich mit den Verträglichkeiten bei Fruktosemalabsorption vertraut (siehe Buchklappe vorne/hinten).

Wie viel Fruchtzucker Sie letztendlich vertragen, hängt davon ab, wie stark die Fruktoseresorption in Ihrem Dünndarm gestört ist. Die meisten Betroffenen kommen zurecht, indem sie fruktosereiche Obstsorten, deren Säfte, Trockenobst (z. B. Rosinen im Müsli) und industriell zugesetzten Fruchtzucker meiden. Gemüse wird von den meisten recht gut vertragen. Achten Sie bitte auch von Beginn an auf eine mögliche Sorbit-Unverträglichkeit, die bei der Fruktosemalabsorption ja häufiger vorkommt. Probieren Sie nach und nach aus, welche Lebensmittel und Produkte für Sie noch bekömmlich sind, und führen Sie ein Ernährungsprotokoll.

Alltagstipps

- Kleinere Fruktosemengen über den Tag verteilt werden besser vertragen als eine größere Fruktosemenge. Fruktose auf nüchternen Magen verursacht mehr Symptome als auf vollen Magen (z. B. als Dessert).
- Stellen Sie sich Ihr Müsli selbst zusammen, da die käuflichen Sorten oft Zucker und Trockenfrüchte enthalten.
- Früchte und Gemüsesorten, die mindestens genauso viel Glukose wie Fruktose enthalten, werden gut vertragen, da Glukose die Restaktivität des GLUT5-Transporters stimuliert und so die Fruktoseresorption verbessert. Beträgt der Glukose/Fruktose-Faktor ≥ 1 (siehe Tabelle rechts), dann dürfen Sie unbedenklich zugreifen und genießen. Zu beachten ist dann ggf. noch der Sorbitgehalt.
- Indem Sie einer fruktosehaltigen Mahlzeit Traubenzucker zufügen, machen Sie auch einmal Apfel oder Birne für sich bekömmlich. Diesen Trick können Sie auch beim Obstkuchen im Glas (Rezept S. 154) oder beim Tiramisu (Rezept S. 155) anwenden. Für unterwegs klappt es auch mit z. B. Dextro-

Energy, das Sie direkt nach einer Fruktosemahlzeit lutschen (bitte ggf. die zahlreichen Inhaltsstoffe beachten).

- Überprüfen Sie verpackte Produkten immer auf ihre Inhaltsstoffe.
- Neuerdings erhältliche Enzymtabletten (z. B. Fructosin) sollen die im Dünndarm überschüssige Fruktose in Glukose umwandeln.

LEBENSMITTEL	GLUKOSE g/100 g	FRUKTOSE g/100 g	FAKTOR GLUKOSE : FRUKTOSE
Birne	1,7	6,7	0,2
Apfel	2,0	5,7	0,4
Porree	1,0	1,2	0,8
Honig	33,9	38,8	0,9
Weißkohl	2,0	1,8	1,1
Sauerkirsche	6,5	6,5	1,2
Mandarine	1,7	1,3	1,3
Rotkohl	1,7	1,3	1,3

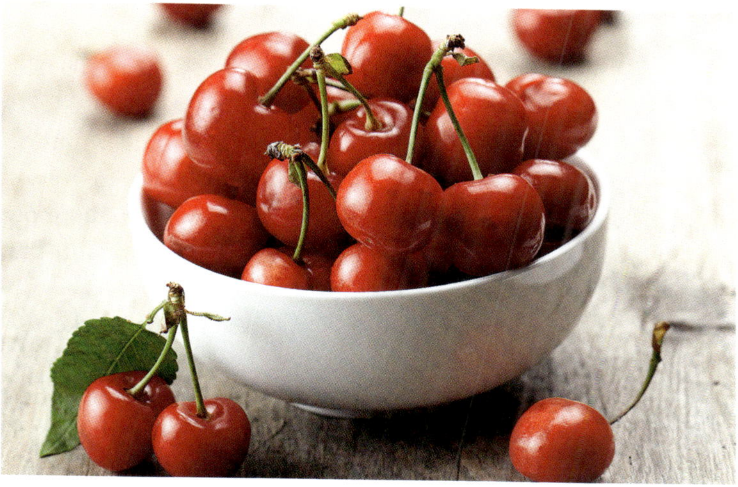

Sauerkirschen haben einen günstigen Glukose/Fruktose-Faktor.

!

Etwas pauschal auch Stärkeintoleranz genannt, weil Maltose (Malzzucker) das bekannteste Abbauprodukt der Stärke ist.

Stärkeintoleranz (Saccharose-Maltose-Intoleranz)

Das Wichtigste in Kürze

Wo kommen Saccharose und Maltose vor?

Saccharose und Maltose kommen in Zuckerrohr und Zuckerrübe vor, die zur industriellen Herstellung von Haushaltszucker, egal ob weiß oder braun, verwendet werden. Beide Zucker finden sich auch in Zuckerrübensirup, Ahornsirup, Melasse, Süßigkeiten, Getränken, Gebäck. Maltose (Malzzucker) kommt zudem in Getreide vor und wird in der Biergärung oder auch zum Färben von Backwaren eingesetzt.

Häufigkeit

In Europa sind zwei von 10000 Einwohnern betroffen (0,02 Prozent); bei Kindern mit chronischem Durchfall wird diese Intoleranz deutlich häufiger nachgewiesen (bis zehn Prozent). In Grönland, Alaska und Kanada sind bis zu fünf bis zehn Prozent der Einwohner betroffen.

Was im Körper passiert

Eine angeborene Verminderung der Enzyme Saccharase (syn. Sucrase) und Isomaltase führt zur Malabsorption von Saccharose (syn. Sucrose) und Maltose. Erste Symptome der Malabsorption zeigen sich beginnend mit dem Abstillen und erstem Zufüttern von Obst, Säften, Getreide und gesüßten Produkten.

Die Symptome

Es treten die für eine Kohlenhydratintoleranz typischen Leitsymptome auf: Appetitlosigkeit (z. B. durch Übelkeit, Völlegefühl), Erbrechen, Blähungen, Durchfall, bei Kindern Schreien (z. B. bei Bauchschmerzen). Mit dem Heranwachsen des Kindes wächst auch sein Darm und damit die Enzym- und Resorptionskapazität, sodass manche Kinder Saccharose und Maltose dann wieder besser vertragen.

Eine kindliche Kohlenhydrat-Intoleranz kann sich mit Wachstum des Darmes bessern und sogar verlieren.

Fallbeispiel

Marcel war ein guter Esser. Er hatte stets weiche Stühle, die das Fassungsvolumen der Windel erheblich überschritten. Ab etwa zwölf Monaten ließ sein Appetit zunehmend nach, bis er sogar seine Lieblingsgerichte nicht mehr essen wollte. Die besorgte Mutter ging mit ihm zum Hausarzt, der eine Blutuntersuchung durchführte und nichts Auffälliges feststellen konnte. Marcels Problem wurde größer.

Eines Tages wachte er aus seinem Mittagsschlaf auf, schrie wie am Spieß und war nicht zu beruhigen. Nach einer Weile wurde er zwar still, war jedoch kaum ansprechbar (Präkollaps). Die Mutter fuhr mit ihm sofort zur Kinderärztin, wo eine Ultraschalluntersuchung durchgeführt wurde. Mittlerweile war Marcel wieder normal ansprechbar, jedoch noch deutlich blass. Die Kinderärztin sagt wörtlich zur Mutter: „Was wollen Sie denn, das Kind hat doch nur Blähungen!" und „Es ist normal, dass Kinder in diesem Alter nicht mehr so gut essen."

Die Mutter führte in den nächsten Tagen von sich aus ein Ernährungsprotokoll. Sie stellte fest, dass ihr Sohn vor den starken Bauchschmerzen als Nachtisch Dosenobst erhalten hatte und dass er auch nach manchem Frischobst vollständig den Appetit verlor. Es dauerte dann jeweils zwei bis drei Tage, bis der Appetit wieder da war. Sie drängte bei der Kinderärztin auf Durchführung eines Fruktose-Belastungstestes.

In diesem Test bekam Marcel nach etwa 30 Minuten Bauchschmerzen und schrie. Die Kinderärztin war ratlos (sie hatte den Test das erste Mal durchgeführt) und entließ Mutter und Kind ohne Empfehlung.

Die Mutter beschloss, Marcel eine fruchtzuckerarme Kost zu geben. Diese zeigte recht guten Erfolg, jedoch fiel immer wieder auf, dass auch nach Verzehr von Haushaltszucker eine ausgeprägte Appetitlosigkeit auftrat. Erst auch der Verzicht auf Saccharose führte zu einem unauffälligen Essverhalten.

Als Marcel im Alter von sechs Jahren wegen einer anderen Erkrankung in einer Klinik untersucht werden musste, bat die Mutter zeitgleich um Abklärung der Zuckerunverträglichkeiten.

!

Unwissenheit und Ignoranz verhindern so manche Intoleranz-Diagnose.

Auch diese Ärzte wirkten bezüglich dieser Diagnostik uninformiert und überfordert. Sie führten zunächst einen (völlig unsinnigen) Glukose-Belastungstest zum Ausschluss eines Diabetes mellitus durch. Im Fruktose-Belastungstest reagierte Marcel auch bei dieser Untersuchung nach etwa 30 bis 45 Minuten mit Schmerzen durch Blähungen.

Als endlich ein Arzt Zeit hatte, das Kind zu untersuchen, war es zwar noch blass, jedoch schmerzfrei. Der Arzt entließ Mutter und Kind mit der Empfehlung, sowohl das Kind als auch die Mutter bei einem Psychologen vorzustellen. Nach dem Fruktose-Belastungstest aß Marcel drei Tage lang nicht und klagte über Übelkeit.

Nachdem die Mutter wieder auf eine fruktose- und saccharose-reduzierte Ernährung achtete, war Marcel beschwerdefrei. Gebacken wurde mit Traubenzucker, Nachspeisen wurden mit Stevia gesüßt.

Ab dem Alter von acht Jahren wurden Fruktose und Saccharose besser verträglich und die Diät konnte gelockert werden.

So testen Sie selbst

➡ TESTPFAD SACCHAROSE

Führen Sie den Selbsttest wie auf S. 42 beschrieben mit 50 g weißem Haushaltszucker durch.

Testergebnis

Keine Symptome: Eine Saccharose-Maltose-Intoleranz ist unwahrscheinlich. Folgen Sie bitte dem Testpfad Histamin auf S. 80.

Geringe Symptome (z. B. leichte Übelkeit, leichte Blähungen): Wahrscheinlich kommen Sie im Alltag gut zurecht, sofern Sie keine Übermengen an Saccharose oder Maltose verzehren. 50 g Saccharose entsprechen in etwa 5 EL Haushaltszucker. Folgen Sie dem Testpfad Histamin auf S. 80.

Deutliche Symptome (z. B. Erbrechen, starke Blähungen, Durchfall): Eine Saccharose-Maltose-Intoleranz ist wahrscheinlich (rein theoretisch könnte jedoch auch eine Glukose-Galaktose-Intoleranz vorliegen, siehe S. 67. Diese Erkrankung wird jedoch in aller Regel schon in der Säuglingszeit festgestellt, da sie mit erheblichen Gedeihstörungen einhergeht).

!

Der H_2-Atemtest ist bei vielen Unverträglichkeiten aufschlussreich. Häufig bringt auch ein Selbsttest Klarheit.

So testet der Facharzt

Möglich ist die Durchführung eines Saccharose-Atemtests. Auch kann eine Dünndarmgewebsprobe entnommen werden.

So werden Sie beschwerdefrei

Saccharose, Maltose und Stärke werden in unterschiedlichem Maße vertragen. Testen Sie deshalb Ihre persönliche Toleranzschwelle aus. Empfehlenswert ist, zunächst Haushaltszucker und Malzzucker in jeder Form wegzulassen.

!

Eine Ernährungsberatung hilft weiter, wenn es im Alleingang zu schwierig wird.

➡ TESTPFAD, WENN DIE SACCHAROSE-MALTOSE-ELIMINATIONSKOST NICHT HILFT

➡ Sollten Ihre Symptome nicht ausreichend abklingen, so schränken Sie auch den Verzehr von Stärke ein. Da es an dieser Stelle mit einer gesunden Ernährung schwierig wird, zögern Sie bitte nicht, einen Facharzt aufzusuchen.

Alltagstipps

Achten Sie bei verpackten Lebensmitteln auf das Zutatenverzeichnis (Zucker, Saccharose, Maltose, Malzzucker, Malz). Alternativen zum Süßen mit Haushaltszucker sind Traubenzucker oder Stevia. Fruchtzucker ist auf Dauer weniger geeignet, da er im Verdacht steht, zur Blutgefäßverkalkung beizutragen (siehe S. 53).

Stevia – eine gute Alternative

Die Blätter der Süßkrautpflanze Stevia rebaudiana werden von den Einwohnern Brasiliens und Paraguays seit eh und je zum Süßen verwendet. Die Süßkraft der Steviapflanze ist weitaus intensiver als die unseres Haushaltszuckers. Nachdem Stevia auch in Japan schon seit einem halben Jahrhundert nebenwirkungsfrei zum Süßen eingesetzt wird, wurde die Pflanze im Dezember 2011 nach aufwendigen Studien auch in der EU zugelassen. Damit kann dieses exzellente, kalorienfreie und nicht Karies verursachende Süßungsmittel jetzt in jedem gut sortierten Supermarkt und im Drogeriemarkt erworben werden. Hilfreich sind dabei mit Stärke gemischte Zubereitungsformen (Verträglichkeit von Stärke vorausgesetzt), von denen ein Teelöffel der Süßkraft eines Teelöffels Haushaltszucker entspricht. So kann auch Stevia ganz einfach dosiert werden.

Glukose-Galaktose-Intoleranz

Das Wichtigste in Kürze

Galaktose

Wenn wir hier von der Intoleranz sprechen, so ist nicht die schwere Stoffwechselstörung der Galaktosämie gemeint, die auf einem Leberenzymdefekt beruht!

Die Häufigkeit von **Galaktosämie** beträgt 1:62000. Galaktose wird zwar resorbiert, kann in der Leber jedoch nicht verstoffwechselt werden, da ein angeborener Mangel an dem Leberenzym Galactose-1-phosphat-Uridyltransferase besteht. Hierdurch kommt es im Körper zu einem Aufstau an giftig wirkendem Galactose-1-Phosphat. Wird betroffenen Kindern Galaktose in Form von Milch (oder auch Muttermilch) gegeben, führt das innerhalb weniger Tage bis Wochen zu Erbrechen, Durchfall, Lebervergrößerung, Gelbsucht und anderen schweren Symptomen. Wenn die Diagnose unmittelbar nach Symptombeginn gestellt wird und eine weitestgehend milchzuckerfreie Ernährung eingehalten wird, kann die Erkrankung ohne weitere Symptome verlaufen. Allerdings bedarf es hierzu immer einer kompetenten Ernährungsberatung. Wenden wir uns nun aber der Glukose-Galaktose-Intoleranz zu:

!

Bei einer Galaktosämie liegt ein Mangel an einem Leberenzym, bei der Glukose-Galaktose-Intoleranz ein Mangel an dem zuständigen Darm-Transportprotein vor.

Wo kommen Glukose und Galaktose vor?

Glukose (Traubenzucker, auch Bestandteil des Haushaltszuckers) und Galaktose (Bestandteil des Milchzuckers) kommen alleine oder in Kombination in vielen Lebensmitteln vor, z. B. in Milch, Milchprodukten, Obst, Honig, Marmelade u.v.a.

Häufigkeit

Die Glukose-Galaktose-Intoleranz tritt nur sehr selten auf.

!

Für eine Glukose-Galaktose-Intoleranz sind Durchfälle schon in frühster Kindheit typisch.

Was im Körper passiert

Die Intoleranz tritt auf, wenn eine genetische, also vererbte Störung (SGLT-1-Gen) vorliegt, die mit einer eingeschränkten Leistung des zuständigen Transportproteins einhergeht. Glukose und Galaktose können dann nicht oder nur unzureichend absorbiert werden. Da Glukose das Endspaltprodukt der meisten Kohlenhydrate ist, werden nur Fruktose und Inulin vertragen, was die Ernährung schwierig macht.

Die Symptome

Typische Symptome sind Erbrechen und Durchfälle, die schon während der ersten Lebenswochen eines Neugeborenen auftreten können. Mit dem Heranwachsen vertragen die Kinder beide Zucker meistens wieder besser – oft aber unter Fortbestehen milderer Malabsorptionssymptome.

So testen Sie selbst

➜ TESTPFAD GLUKOSE

Wenn Sie im Laktose-Belastungstest Magen-Darm-Beschwerden bekommen haben, kann eine Laktoseintoleranz vorliegen. Werden Sie jedoch selbst mit laktosefreier Ernährung nicht beschwerdefrei, so könnte eine Glukose-Galaktose-Intoleranz vorliegen. Hieran sollte insbesondere gedacht werden, wenn Sie schon in frühester Kindheit entsprechende Beschwerden hatten.

➜ Führen Sie also ggf. einen Glukose-Belastungstest (siehe S. 42) mit 50 g Traubenzucker durch. Verwenden Sie kein Dextro-Energy, da dieses viele weitere Zutaten enthält, sondern reinen Traubenzucker (Drogeriemarkt, Apotheke). Diabetiker sollten diesen Test nur unter ärztlicher Begleitung durchführen, da Glukose den Blutzuckerspiegel rasch und deutlich erhöht.

▶▶

Testergebnis

Keine Symptome: Eine Glukose-Galaktoseintoleranz ist unwahrscheinlich.

Geringe Symptome (z. B. leichte Übelkeit, leichte Blähungen): Probieren Sie aus, ob Sie zurechtkommen, wenn Sie nur wenig Glukose und Galaktose verzehren.

Deutliche Symptome (z. B. Erbrechen, starke Blähungen, Durchfall): Es kann eine Glukose-Galaktoseintoleranz vorliegen. Verzichten Sie versuchsweise nicht nur auf Laktose, sondern auch auf Glukose. Sie könnten jedoch auch an einer bakteriellen Überwucherung des Dünndarms leiden. In diesem Fall werden Sie wahrscheinlich auf alle Kohlenhydrate mit Beschwerden reagieren (also auch auf Fruktose).

➡ Unternehmen Sie bitte einen Leseabstecher zum Thema bakterielle Überwucherung auf S. 114.

So testet der Facharzt

Gastroenterologen führen einen Glukose-H_2-Atemtest durch.

So werden Sie beschwerdefrei

Testen Sie Ihre individuelle Toleranzschwelle aus! Schränken Sie zunächst den Verzehr von Haushaltszucker und von Milch und Milchprodukten ein. Zögern Sie nicht, einen Facharzt aufzusuchen, falls Ihre Beschwerden sich nicht deutlich bessern sollten. Bei höhergradiger Intoleranz ist eine strenge glukose- und galaktosefreie Ernährung erforderlich, die aufgrund ihrer Komplexität einer kompetenten Ernährungsberatung bedarf.

!

Auch hier gilt wieder: Testen Sie Ihre individuelle Toleranzschwelle.

WEITERE INTOLERANZEN

Sorbitintoleranz

Das kennen Sie bestimmt: Nach übermäßigem Genuss von Süßkirschen oder Pflaumen bekommen Sie Bauschmerzen. Diese Beschwerden beruhen auf dem recht hohen Sorbitgehalt dieser Früchte und gehören manchmal einfach zum Genuss dazu. Reagiert man jedoch schon auf kleinere Mengen Sorbit, dann wird es lästig.

Das Wichtigste in Kürze

Wo kommt Sorbit vor?

Sorbit (richtiger: Sorbitol) gehört zu den Zuckeralkoholen und damit zu den Zuckeraustauschstoffen. Die verursachen zwar weniger Karies, da sie in der Mundhöhle kaum bakteriell zerlegt werden, werden aber im Dünndarm resorbiert und in den Körperzellen zu Fruktose dehydriert. Das bedeutet, dass sie sehr wohl Kalorien liefern, wenn auch in geringerem Maße als Haushaltszucker.

!

Sorbit gehört zu den Zuckeraustauschstoffen.

!

Aufgepasst bei Light-Produkten: Viele Lebensmittel enthalten kalorienarme Süßungsmittel, die nicht für jeden verträglich sind.

Da Sorbitol zum Abbau kein Insulin benötigt und sein Abbauprodukt Fruktose den Blutzuckerspiegel kaum erhöht, wird Sorbitol gerne Diabetikerprodukten zugesetzt (z. B. Marmelade). Des Weiteren ist Sorbit in vielen anderen Diät- und Light-Produkten zu finden wie Süßigkeiten, Kaugummi, Getränken, Eis. Als Feuchthaltemittel schützt Sorbitol Produkte wie Senf, Mayonnaise, Pralinen u. v. a. vor dem Austrocknen.

Natürlicherweise kommt Sorbitol in nennenswerter Menge in Früchten vor, z. B. in Aprikosen, Birnen, Datteln, Feigen, Hagebutten, Nektarinen, Pfirsichen, Pflaumen, Rosinen und deren Produkten – besonders konzentriert in Saft und Trockenobst.

!

Eine Sorbitintoleranz ist häufig mit einer Fruktosemalabsorption vergesellschaftet.

Häufigkeit

Die meisten Menschen vertragen eine Tagesdosis von 5 bis 10 g Sorbitol ohne Beschwerden. Darüber hinaus kann es zu Blähungen, Bauchkrämpfen und Völlegefühl kommen. Ab einer Tageszufuhr von 20 g Sorbitol tritt bei 50 Prozent der Bevölkerung Durchfall auf.

Was im Körper passiert

Sorbitol nutzt im Dünndarm dasselbe Transportprotein wie Fruktose (GLUT5). Deshalb kommen beide Intoleranzen öfter in Kombination vor und verstärken sich sogar gegenseitig. Das heißt, dass sorbitreiche Lebensmittel die Resorption von Fruktose vermindern und umgekehrt. Sorbitol kann auch ein Reizdarmsyndrom verstärken oder überhaupt erst symptomatisch werden lassen.

Die Symptome

Das Leitsymptom der Sorbitintoleranz ist Durchfall. Obwohl auf den Verpackungen von Lebensmitteln, denen Sorbit zugesetzt ist, der Zusatz „kann bei übermäßigem Verzehr abführend wirken“ steht, ist vielen Menschen nicht bekannt, dass Sorbitol den Stuhlgang fördert. So kommt es immer wieder einmal zu langjährigen Verläufen, unter Umständen sogar mit Gewichtsabnahme.

Fallbeispiel

In meiner Ausbildung zur Ernährungsmedizinerin berichtete ein Dozent über folgenden Fall: Frau A. litt schon seit vielen Jahren unter häufiger wässriger Diarrhö (etwa zehnmal täglich) und hatte bereits eine aufwendige Arztodyssee hinter sich. Sowohl eine Laktose- als auch eine Fruktosemalabsorption waren bereits ausgeschlossen worden. Er befragte sie noch einmal ausführlich zu ihren Ernährungsgewohnheiten, jedoch wollte sich kein Hinweis ergeben. Der Verzehr von Süßigkeiten wurde von Frau A. verneint. Zu guter Letzt bat der Dozent die Patientin, den Inhalt ihrer Handtasche auf den Tisch zu entleeren. Unter den Utensilien fand sich auch eine größere Packung mit Kaugummis. Auf Nachfrage gab Frau A. an, jeden Tag mehrere dieser sorbitolhaltigen Kaugummis zu kauen. Der Verzicht auf Sorbitol brachte der Patientin sofortige Symptomfreiheit.

So testen Sie selbst

!

Ziehen Sie einen definierten Selbsttest vor!

Sie könnten natürlich einfach eine größere Menge sorbitolhaltige Süßigkeit verzehren und die Wirkung beobachten. Das Problem: Sie kennen dann nicht den Sorbitolgehalt der verzehrten Menge und führen sich gleichzeitig viele andere Stoffe, die beispielsweise in einem sorbithaltigen Kaugummi enthalten sind, zu. Sie können auch vollständig auf Produkte mit Sorbitol verzichten – nach dem Motto „Weniger ist mehr!" – und beobachten, ob sich Ihre Darmbeschwerden legen. Wer aber gerne einen definierten Selbsttest durchführen möchte, geht folgendermaßen vor:

➡ TESTPFAD SORBIT

Bestellen Sie in der Apotheke Sorbitol und lassen Sie sich davon 5 g abwiegen oder wiegen Sie selbst mithilfe einer Digitalwaage ab. Lösen Sie diese Menge an Ihrem Testtag in 200 ml Leitungswasser auf und folgen Sie dem Selbsttest auf S. 42.

Testergebnis

Keine Symptome: Bleiben Symptome aus, so liegt keine Sorbitintoleranz vor.

Geringe Symptome (z. B. leichte Übelkeit, leichte Blähungen, einmal breiiger Stuhl): Wahrscheinlich vertragen Sie eine kleinere Menge Sorbitol (ein „zuckerfreier" Kaugummi enthält etwa 1 bis 2 g Sorbitol). Besteht bei Ihnen allerdings eine Fruktosemalabsorption, dann sollten Sie Sorbitol vollständig meiden.

Deutliche Symptome: Tritt mehrmaliger Durchfall auf, dann liegt eine Sorbitintoleranz vor. Halten Sie eine Sorbitol-Eliminationskost ein.

!

Sorbitol für den Selbsttest ist in der Apotheke erhältlich.

So testet der Facharzt

Beim Facharzt kann ein H_2-Sorbitol-Atemtest durchgeführt werden.

So werden Sie beschwerdefrei

Vermeiden Sie den Verzehr sorbitreicher Produkte. Hilfreich ist, dass Lebensmittel, die mehr als zehn Prozent Sorbit (oder einen anderen Zuckeraustauschstoff wie Xylit oder Mannit) enthalten, auf der Verpackung den Hinweis „kann bei übermäßigem Verzehr abführend wirken" enthalten müssen.

Vorsicht Falle

Sorbitol ist nicht nur in den oben genannten Früchten und industriellen Produkten, sondern auch als Füllstoff bzw. zur Geschmacksverbesserung in Medikamenten und Kosmetika enthalten. Achten Sie deshalb auf das Kleingedruckte – Sorbitol versteckt sich hinter der E-Nummer 420. Schauen Sie wirklich auf alle Verpackungen, denn es gibt fast nichts, wo die Industrie Sorbitol nicht unterbringen kann: Abführmittel, Mundspülungen, Zahnpasta, Hustensaft, Müsli, Schaumwein, Kakaozubereitung, Brotaufstrich, Backwaren, Senf, Mayonnaise, Salatdressing – die Liste ist lang. Auch der Süßstoff Isomalt (E 965) enthält den Baustein Sorbitol.

!

Zuckeralkohole finden sich auch dort, wo man sie nicht vermuten würde.

Xylitintoleranz

Xylitol (E 967), ebenfalls ein Zuckeralkohol, wird zum Süßen von Kaugummis und Süßigkeiten verwendet. Natürlicherweise kommt es in Obst, Gemüse und Getreide (Hafer, Mais) vor. Eine Mehrfachintoleranz gegenüber Fruktose, Sorbitol und Xylitol kann vorkommen.

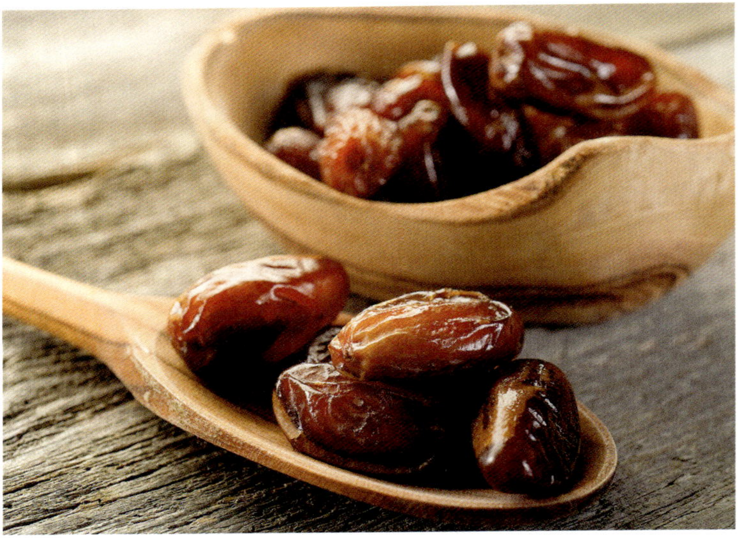

Natürlicherweise ist Sorbitol in Früchten enthalten – vor allem in Trockenobst.

Histaminintoleranz

Das Wichtigste in Kürze

Wo kommt Histamin vor?

Histamin gehört wie Serotonin (z. B. in Bananen, Walnüssen), Phenylethylamin, Tyramin (z. B. in Käse, Kakao, Hefeextrakt) und Putrescin (z. B. in Käse, Fleisch, Tomaten, Zitrusfrüchten) zu den sogenannten biogenen Aminen. Bei diesen Botenstoffen handelt es sich um „Heinzelmännchen", die wichtige Stellschrauben des Stoffwechsels bedienen.

!

Histamin spielt eine entscheidende Rolle – nicht nur bei einem allergischen Geschehen, sondern auch bei Mastozytose und Histaminintoleranz.

Besonders bekannt ist Histamin für seine Schauspielrolle im allergischen Geschehen: Hautrötung, Quaddeln, Juckreiz – immer ist Histamin sichtlich mit von der Partie.

Histamin wird in Mastzellen des Gewebes und in weißen Blutkörperchen (basophile Granulozyten) gespeichert. Von dort aus kann es im Bedarfsfall angefordert werden. Daraus können stark histaminbetonte Krankheitsbilder entstehen: Bei einer **Allergie** wird Histamin auf Anforderung des Immunsystems schlagartig aus seinen Speicherzellen freigesetzt und verursacht Symptome, die fast ein jeder kennt, z. B. in Form von Heuschnupfen oder Hautekzem.

Bei der Mastozytose handelt es sich um eine Ansammlung von histaminhaltigen Mastzellen, bei der kutanen **Mastozytose** in der Haut (hier treten rötlich braune Flecken auf, die bei Reibung anschwellen, rot werden und jucken; eine Sonderform ist die Urtikaria pigmentosa mit vielen Quaddeln), bei der systemischen Mastozytose auch in inneren Organen.

Das dritte Bild auf der Histaminbühne ist die als pseudoallergisch einzustufende **Histaminintoleranz.**

Häufigkeit

Etwa fünf Prozent unserer Bevölkerung sind von Histaminintoleranz betroffen, zu 80 Prozent handelt es sich bei der Erstdiagnose um Frauen ab etwa 40 Jahren. Eine hohe Dunkelziffer ist wahrscheinlich, da die Belastung mit histaminbedeutsamen Lebensmitteln (Fast Food, Convenience-Food, Food to go) schon seit Jahren zunimmt. Hinzu kommt, dass sich viele Betroffene, die nur eine mildere Symptomatik haben, nicht ärztlich vorstellen.

Wo kommt Histamin vor?

Histamin gilt als Indikator für hygienische Lagerung und Frische eines Lebensmittels. Dies erklärt sich wie folgt: In fast allen Lebensmitteln ist Histamin zumindest in Spuren vorhanden. Immer wenn ein Lebensmittel mit Bakterien oder Hefepilzen in Kontakt gekommen ist, wie bei gewünschter Gärung oder bei unerwünschtem Verderb, schnellt der Histamingehalt in die Höhe. Dies gilt insbesondere für fermentierte Lebensmittel wie Sauerkraut, Bier, Rotwein, lang gereifte Käse, haltbar gemachte Rohwürste, Fischkonserven, Essig, Hefeextrakt. Lebensmittel, die reich an der Aminosäure Histidin sind (z. B. Hülsenfrüchte), liefern auch ohne Fermentation oder Konservierung (über den bakteriellen Abbau dieser Aminosäure in unserem Darm) relativ viel Histamin. Außerdem gibt es sogenannte Triggerfaktoren, die die Histaminbelastung unseres Körpers erhöhen können, hierzu gehören:

> **!**
> Histaminarmut ist ein Indikator für hygienische Lagerung.

- Histaminliberatoren (Histamin freisetzende Lebensmittel), wie z. B. Erdbeeren, Tomaten. Diese Histaminfreisetzung erfolgt jedoch nicht schlagartig wie bei einer Allergie, sondern langsam über Stunden.
- DAO-Blocker (Wirkstoffe, die das Histamin abbauende Enzym Diaminoxidase blockieren), wie z. B. Alkohol, Kakao, schwarzer und grüner Tee, Matetee, theobrominhaltige Energydrinks.

- viele Medikamente (über ihre Wirkung als DAO-Hemmer oder Histaminliberator)
- Zufuhr weiterer biogener Amine

Was im Körper passiert

Histamin ist ein Gewebshormon und Neurotransmitter und greift deutlich spürbar in Organfunktionen und den Schlaf-Wach-Rhythmus ein. So bewirkt es z. B. eine Kontraktion der glatten Muskulatur von Darm, Bronchien und Gebärmutter, eine Blutgefäßerweiterung, eine Verlagerung von Flüssigkeit aus den Blutgefäßen in das umliegende Gewebe. Die Histamin abbauenden Enzyme heißen DAO (Diaminoxidase, hauptsächlich im Darm) und HNMT (Histamin-N-Methyltransferase, hauptsächlich in der Leber). Jedes dieser Enzyme kann vermindert oder blockiert sein; vorrangig ist jedoch die besonders empfindliche DAO betroffen. Auch kann die Funktion der DAO bei chronisch entzündlicher Darmerkrankung oder während eines akuten Darminfekts beeinträchtigt sein.

Die Symptome

Mit der Nahrungsaufnahme nehmen wir im Mittel täglich 4 mg Histamin auf, was normalerweise völlig unbedenklich ist, da Histamin enzymatisch abgebaut wird, bevor es seine Wirkung entfalten kann. Findet der enzymatische Abbau jedoch verringert statt oder besteht ein Überschuss an Histamin, dann können sehr Sensible auch schon auf ein Hundertstel dieser Menge reagieren.

!

Für die meisten Menschen ist Histamin in Lebensmitteln völlig unbedenklich.

Die Beschwerden sind sehr vielfältig und von Mensch zu Mensch verschieden. Oft entwickeln sie sich schleichend schon ab dem jungen Erwachsenenalter und verstärken sich mit den Jahrzehnten. Die Symptome können sofort mit der Mahlzeit auftreten, aber auch mit einer zeitlichen Verzögerung von vielen Stunden. Sie können chronisch andauern, was eine Zuordnung zu bestimmten Mahlzeiten dann schwierig bis unmöglich ma-

!

Ein Gläschen in Ehren? Nicht für jeden – Rotwein enthält Histamin, das Unverträglichkeitsreaktionen auslösen kann.

chen kann. Viele Betroffene berichten, dass sie die Histaminwirkung, die ihren Körper in Alarmbereitschaft versetzt, innerhalb von zwei Stunden nach der bedeutsamen Mahlzeit spüren: laufende oder verstopfte Nase, Atemnot, Blutdruckabfall, Schwellung der Augenlider, Gesichtsschwellung, Hautausschlag, Juckreiz, Kopfschmerzen, Migräne, Übelkeit, Erbrechen, Blähungen, Bauchschmerzen, Durchfall, Herzrhythmusstörung (z. B. schneller Puls), Müdigkeit und Erschöpfung. Die Symptome können einzeln oder in Kombination auftreten.

Die aufgenommene Menge an Histamin, weiteren biogenen Aminen und Triggerfaktoren (Medikamente, Alkohol) entscheiden über Zeitpunkt, Art und Intensität der Beschwerden. Die Symptome können auch chronisch werden und sich als chronisch niedriger Blutdruck oder als Dysmenorrhö (schmerzhafte Regelblutung durch histaminbedingte vermehrte Uterusanspannung) äußern. Histamin kann des Weiteren die Symptome bei Neurodermitis und chronischer Urtikaria (Nesselsucht) verstärken.

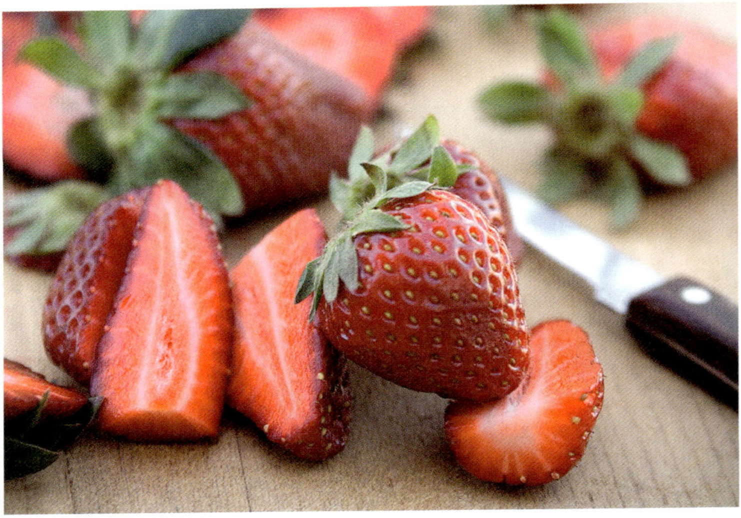

Erdbeeren gehören zu den Histamin freisetzenden Lebensmitteln (Histaminliberatoren).

Fallbeispiel
aus dem Leben einer Frau, die ihre Symptome über Jahrzehnte als voneinander unabhängige „Zipperlein" deutete und bei Ärzten diesbezüglich keine Hilfe erfuhr. In der Nachschau lassen sich die Symptome jedoch nahtlos als Puzzleteile einer Histaminintoleranz zusammenfügen.

Als Kind: *Regelmäßig Bauchschmerzen nach gezuckerten Erdbeeren.*

Als junge Erwachsene: *Physikalische Urtikaria, Schwellung der Mundschleimhaut, Dauerübelkeit und Völlegefühl mit Gewichtsabnahme, Parodontitis, Regelschmerzen. Nach opulentem auswärtigem Essen (mit Alkoholgenuss) nächtliches Herzrasen (supraventrikuläre Tachykardien). Phasen mit anhaltendem Wohlbefinden gab es nur zweimal: während der gesamten Schwangerschaft und während eines Urlaubs in der Toskana mit vegetarischer Bio-Verpflegung (die in der Nachschau ausgesprochen histaminarm war).*

Als ältere Erwachsene: *Gefühl von Aufgeschwemmtheit nach vermehrtem Genuss von Hartkäse/Fisch (zeitweise dann auch Fingergelenksbeschwerden), diskretes Bronchialasthma, Abgeschlagenheit, zunehmend verstopfte Nase und Neigung zu Nasennebenhöhlenentzündungen, zuletzt mit blutigen Nasenkrusten (HNO-Arzt riet zur Operation der Nasennebenhöhlen), häufige Schlafstörung und breiiger Stuhl. Als dann anfallsweise unstillbares Erbrechen auftrat, führte die Betroffene vier Wochen lang ein Ernährungsprotokoll und kam so ihrer Histaminintoleranz auf die Spur.*

Mit histaminarmer Ernährung: *Es stellt sich ein seit Langem nicht mehr bekanntes Wohlbefinden ein, Erbrechen tritt nicht mehr auf, der Schlaf bessert sich, die Nase wird frei, der Spiegel zeigt ein strafferes Hautbild. Nach Ernährungsfehlern kommt es zu Übelkeit, Aufstoßen, Oberbauchbeschwerden, ungewohnter Tagesmüdigkeit, Gefühl von Aufgedunsenheit, Mundschleimhautschwellung, Nasenlaufen schon beim Essen, später verstopfte Nase, Schlafstörung, breiigem Stuhl.*

!

Zipperlein oder Krankheitspein? Diese Zuordnung kann nur der Betroffene treffen!

!

Eine Unverträglichkeit von Rotwein gilt bei Histaminintoleranz als besonders typisch.

So testen Sie selbst

➡ TESTPFAD HISTAMIN

Fragentest (nach Reinhart Jarisch)

1. Häufiges Kopfweh oder Migräne?
2. Unverträglichkeit von Rotwein und anderen alkoholischen Getränken?
3. Unverträglichkeit von Hartkäse, haltbar gemachten Würsten, Tomaten bzw. Ketchup sowie Schokolade?
4. Magen- und Darmstörungen, insbesondere mit weichem Stuhl und Durchfällen über längere Zeit?
5. Niedriger Blutdruck?
6. Herzprobleme im Sinne von erhöhtem oder unregelmäßigem Pulsschlag?
7. Bei Frauen: Schmerzen am ersten Tag der Regel?

➡ Bei zwei oder mehr „Ja" sollte eine Histaminintoleranz in Betracht gezogen werden. Führen Sie zur weiteren Abklärung einen Histamin-Provokationstest durch:

Histamin-Provokationstest
Starten Sie aus beschwerdearmen bzw. beschwerdefreien Stärketagen heraus. (Falls es Ihnen um die Abklärung von Magen-Darm-Beschwerden geht, sollten Sie den Laktose- als auch Fruktose-Belastungstest bereits durchgeführt haben.) Ernähren Sie sich ein bis zwei Wochen lang histaminreich. Verzehren Sie hierzu täglich mehrmals Lebensmittel, die in der Tabelle „Histaminintoleranz, nicht verträglich" in den Buchklappen aufgeführt sind.
Wenn Sie mögen, trinken Sie Rotwein dazu. Sollte bei Ihnen eine Kohlenhydratmalabsorption vorliegen, so meiden bzw. reduzieren Sie unbedingt das entsprechende Kohlenhydrat. Führen Sie Ihr Ernährungs- und Symptomtagebuch weiter.

▶▶

Testergebnis

😊 Keine Symptome: Eine Histaminintoleranz ist unwahrscheinlich.

😐 Geringe Symptome: Es könnte eine milde Histaminintoleranz vorliegen. Im Alltag kommen Sie wahrscheinlich zurecht, wenn Sie „Histaminbomben" meiden.

☹️ Deutliche Symptome: Eine Histaminintoleranz ist wahrscheinlich. Gehen Sie zu einer histaminarmen Ernährung über und führen Sie Ihr Ernährungsprotokoll weiter. Sollte sich innerhalb von zwei Wochen keine deutliche Besserung einstellen, dann lesen Sie die übrigen Buchkapitel, suchen Sie einen Facharzt auf und beschreiben Sie ihm Ihre Symptome.

!

Als „Histaminbomben" gelten Rotwein, Hartkäse, Geräuchertes und Thunfisch.

So testet der Facharzt

Der Facharzt wird Ihnen eine Eliminationskost über vier Wochen und einen sich daran anschließenden Histamin-Provokationstest vorschlagen. Als Messwerte können DAO im Blut, Vitamin B_6 im Blut (Coenzym der DAO), Histamin im Blut und Methylhistamin im Urin bestimmt werden. Da diese Werte häufiger unstimmig sein können, gilt auch heute noch die Bestimmung der DAO in Proben der Darmschleimhaut als sogenannter Goldstandard.

Je nach Art der Symptome kann der Ausschluss einer organischen Erkrankung empfohlen werden. Immer wichtig ist auch die Berücksichtigung weiterer Erkrankungen wie etwa einer Lebensmittelallergie, dem Leaky-Gut-Syndrom, Reizmagen, Reizdarm oder auch Zöliakie.

So werden Sie beschwerdefrei

Machen Sie sich mit den Verträglichkeiten bei Histaminintoleranz vertraut (siehe Buchklappen vorne/hinten).

Histamin riecht man nicht, man schmeckt es nicht, einmal gebildetes Histamin kriegt man auch durch Einfrieren oder Erhitzen nicht mehr weg. Histamin völlig zu vermeiden, ist nicht möglich. Es kommt darauf an, das Gleichgewicht zwischen Histaminaufnahme und Histaminabbau wieder auf gesunde Füße zu stellen. Wie viel Histamin jemand verträgt, hängt von so vielen Faktoren ab, dass jeder sich selbst an seine persönliche Toleranzschwelle herantasten muss. Bei einer milden Histaminintoleranz kann es ausreichen, Alkohol, Hartkäse, konservierte Wurst- und Fischsorten zu meiden. Bei höherer Empfindlichkeit muss auch auf Fertigprodukte, Konserven und Resteessen verzichtet werden. In der Tabelle im Buchdeckel finden Sie weitere Hinweise zu unverträglichen Lebensmitteln. Überprüfen Sie unbedingt Ihre Medikamente auf ihre Funktion als DAO-Hemmer oder Histaminliberator, hierzu gehören z. B. so häufig verordnete Medikamente wie Acetylcystein und Ambroxol (Hustenlöser), Metoclopramid (gegen Übelkeit), Novaminsulfon (gegen Schmerzen), Furosemid (zur Entwässerung), Amitryptilin (gegen Depression) und Diazepam (zur Beruhigung).

!

Nur eine strenge Änderung der Ernährungsgewohnheiten sorgt für eine Besserung der Symptome.

Alltagstipps

- Bereiten Sie Ihr Essen immer frisch zu. Kochen Sie für die passende Personenzahl, um Reste und Aufwärmen zu vermeiden.
- Machen Sie einen großen Bogen um Azofarbstoffe und Konservierungsmittel (manche sind Histaminliberatoren).
- Lässt sich ein histaminreiches Essen nicht vermeiden, z. B. auswärts, dann könnten Sie zum Essen ein DAO-Präparat ausprobieren (erhältlich in Drogeriemarkt oder Apotheke, z. B. Daosin).
- Sind die Symptome schon da, hilft ein H_1-Antihistaminikum (z. B. Loratadin, Cetirizin). Es senkt den Histaminspiegel zwar nicht, blockiert aber für 24 Stunden seine Wirkung.
- Vitamin C fördert den Histaminabbau. Mischen Sie ¼ TL Vitamin-C-Pulver und ¼ TL Zucker und schlecken Sie dieses langsam. Auf diese Weise wird ein Großteil des Vitamin C

sehr effektiv über die Mundschleimhaut resorbiert (kann auch bei Schwellung der Mundschleimhaut hilfreich sein).
- Bei Neigung zu verstopfter Nase und/oder Nasennebenhöhlenentzündung sollten Sie mehrmals täglich ein Meerwasser-Nasenspray anwenden (damit die Belüftung von Nasennebenhöhlen und Mittelohren erhalten bleibt). Schneller wirksam, jedoch nicht zwingend erforderlich, ist ein antihistaminisch wirkendes Nasenspray, z. B. „Vividrin akut Azelastin".
- Es wird passieren, dass Sie Diätsünden begehen, wenn es Ihnen wieder besser geht. Sie werden dann erneut mit „Ihren" Symptomen reagieren. Lernen Sie von Mal zu Mal daraus!

!

Weitere sehr interessante und hilfreiche Informationen erhalten Sie unter www.histamin-intoleranz.ch.

Gut zu wissen

Während der ***Schwangerschaft*** wird ein 300-faches an DAO gebildet, da ein Zuviel an Histamin zu Früh- und Fehlgeburt führen würde. Als Nebeneffekt bleiben für die Zeit der Schwangerschaft Heuschnupfen und andere Histaminsymptome aus.

Erbrechen und andere gastrointestinale Beschwerden können auch noch zwei bis drei Tage nach der letzten größeren Histaminbelastung auftreten – dann reicht eine kleine Histaminmenge, damit das Fass sozusagen überläuft.

Gelenksbeschwerden werden bei Histaminintoleranz beschrieben. Allerdings dürften sie als Rheumasymptome, die durch Arachidonsäure in Milch- und insbesondere Fleischprodukten verstärkt werden, deutlich häufiger sein.

Schlafmangel und unregelmäßiger Schlafrhythmus (auch Nachtarbeit) behindern den Histaminabbau, und ein hoher Histaminspiegel im Körper behindert den Schlaf – ein Teufelskreis!

Psychische Belastung, Stress und ***körperliche Anstrengung*** (auch Sport) behindern den Histaminabbau – kein Sport nach einer histaminreicheren Mahlzeit!

Passivrauchen (und selbstverständlich auch Aktivrauchen) senkt die Toleranzschwelle für Histamin ebenfalls.

!

Zahnseide beseitigt Essensreste, die bei längerem Verbleib zu Histaminquellen werden könnten.

Salicylatintoleranz

Die Salicylatintoleranz ist schon seit 100 Jahren bekannt – und doch viel zu wenig bekannt. Sie wird auch als „Schmerzmittelintoleranz" bezeichnet.

Das Wichtigste in Kürze

Wo kommen Salicylate vor?

!

Salicylate kommen in Schmerzmitteln vor.

Natürlicherweise kommen Salicylate in Pflanzen, in Gewürzen (z. B. Curry), außerdem in Schmerzmitteln und in entzündungshemmenden Mitteln vor. Vegetarier nehmen mehr Salicylate zu sich als Fleischesser. Das ist zunächst als durchaus positiv zu bewerten, da man Salicylaten eine krebshemmende Wirkung zuspricht.

Häufigkeit

Bis zu 2,5 Prozent unserer Bevölkerung sollen von dieser Intoleranz betroffen sein, bei den nicht allergisch bedingten Asthmaerkrankten sollen es sogar zehn Prozent sein, und die Häufigkeit bei Menschen mit chronischer Nebenhöhlenentzündung liegt mit 15 bis 20 Prozent noch darüber, insbesondere wenn diese mit Polypenbildung einhergeht.

Was im Körper passiert

Salicylate hemmen das Enzym Cyclooxygenase (COX) und verschieben damit das Gleichgewicht der Entzündungsbotenstoffe (sogenannte Entzündungsmediatoren wie Eikosanoide und Prostaglandine). Salicylatintolerante Menschen reagieren zudem mit ihren weißen Blutkörperchen (Leukozyten), Gewebsfresszellen (Mastzellen) und Gerinnungsplättchen (Thrombozyten) besonders empfindlich auf Salicylate. Auf Haut und Schleimhäuten stellen sich dann entzündliche Reaktionen ein.

Die Symptome

Ganz typisch sind kurz nach der Aufnahme von Salicylat eine verstopfte Nase, asthmatische Beschwerden, Magen-Darm-Beschwerden oder Nesselsucht (Urtikaria). Längerfristig führen Salicylate bei Intoleranten zu chronischer Nasennebenhöhlenentzündung (chronische Sinusitis), typischerweise mit Polypen im Nasen- oder Nebenhöhlenbereich (Polyposis), wobei die Polypen auch nach zunächst erfolgreicher Operation wiederkehren, solange nicht die Salicylatintoleranz behandelt wird. In seltenen Fällen kann es nach Salicylatzufuhr zu einem Kreislaufschock kommen.

So testet der Facharzt

Ein Selbsttest wäre zu gefährlich, da eine Salicylat-Provokation nur mit der Möglichkeit einer sofortigen Schocktherapie durchgeführt werden darf. Zur Diagnostik gehören: Computertomografie zur Darstellung der Nasennebenhöhlen und zum Nachweis von Polypen, Lungenfunktionsprüfung, ggf. feingewebliche Untersuchung, Provokationstest, Blutuntersuchung (z. B. FET = funktioneller Eikosanoidtest). Da die Untersuchungen teils sehr speziell und teuer sind, kann es sinnvoll sein, die Diagnostik an einer Universitätsklinik durchführen zu lassen.

So werden Sie beschwerdefrei

Ganz vorrangig ist es, salicylathaltige Medikamente zu meiden, denn in ihnen ist der Salicylatgehalt um ein Vielfaches höher als in Lebensmitteln. Meiden Sie deshalb:

- Acetylsalicylsäure (z. B. Aspirin, Godamed)
- COX-1-Hemmer (Ibuprofen, Indometacin)
- COX-2-Hemmer (z. B. Celebrex)
- Sulfasalazin (z. B. Azulfidine, Salofalk, hiermit werden chronisch entzündliche Darmerkrankungen behandelt)
- Salicylathaltige Pflaster (z. B. zur Behandlung von Hühneraugen, Warzen)

!

Meiden Sie salicylathaltige Medikamente.

!

Arachidonsäure fördert Entzündungen und z. B. auch rheumatische Erkrankungen.

Eine vegetarische Ernährung ist von Vorteil, da sie die Zufuhr von Arachidonsäure und damit die Bildung von Eikosanoiden verringert. Hochsensible müssen dabei jedoch auf salicylatreichere Pflanzen (Beeren) und Gewürze (Curry, Paprikapulver, Zimt u. a.) verzichten. Außerdem können Salicylate in Kosmetika, Konservierungsstoffen und Farbstoffen (Benzoesäure, Tartrazin) enthalten sein.

Eine Therapie mittels Desensibilisierung ist möglich, hierbei wird in steigender Dosis Acetylsalicylsäure zugeführt, bis sie wieder besser vertragen wird.

Gut zu wissen

Bei der Salicylatintoleranz handelt es sich nicht um eine Allergie, allenfalls um eine Pseudoallergie. Sie wird aufgrund ihrer Leitsymptome jedoch nicht selten als Allergie fehl gedeutet. Es kann aber auch vorkommen, dass parallel zur Salicylatintoleranz eine Allergie vorliegt und dass beide Erkrankungen sich dann gegenseitig verstärken, da im Rahmen einer Allergie Histamin freigesetzt wird und Salicylate ebenfalls die Histaminausschüttung anregen.
Eine histaminarme Ernährung ist in jedem Fall gut!

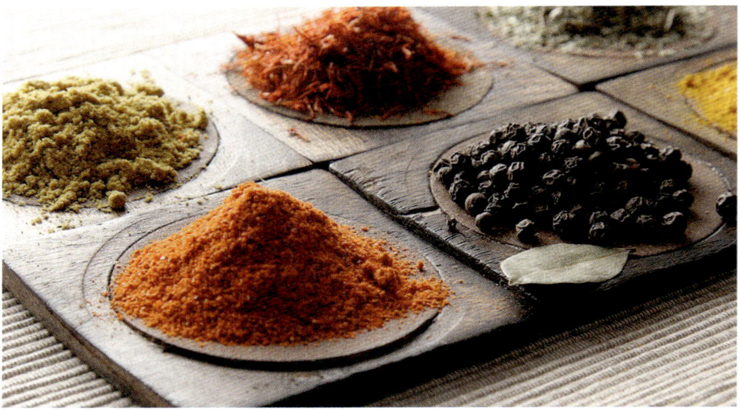

Hochsensible Menschen sollten auf salicylatreiche Gewürze (Curry, Paprikapulver, Zimt u. a.) und Pflanzen (Beeren) verzichten.

ALLERGIE- UND AUTO-IMMUNGESCHEHEN

Lebensmittelallergie

Das Wichtigste in Kürze

Nicht jeder hat eine Allergie, aber jeder kennt Heuschnupfen, allergisches Asthma und die Insektengiftallergie. So wie diese Allergien gehört auch die Lebensmittelallergie zu den echten Allergien, da sie Folge einer Reaktion des Immunsystems ist. Außerdem handelt es sich um Allergien vom Typ der Sofortallergie, das heißt, die Symptome treten unmittelbar nach dem Kontakt mit dem Allergen auf.

Pseudoallergien beruhen im Gegensatz zur echten Allergie nicht auf einer Reaktion unseres Immunsystems. Zu ihnen werden Unverträglichkeiten z. B. gegenüber Gluten, Salicylaten und Lebensmittelzusatzstoffen bezeichnet. Die Symptome gleichen jedoch denen einer echten Allergie.

!

Für Menschen, die schon im Kindesalter unter Allergien leiden, besteht Hoffnung – viele Überempfindlichkeiten bessern sich im Laufe der Jahre.

Die wichtigsten Lebensmittelallergene

Allergene (potenziell Allergie auslösende Stoffe) kommen überall in unserer Umwelt vor, z. B. in Gräsern, Pollen, Hausstaubmilbenkot, Insektengiften und Lebensmitteln. In unseren Lebensmitteln gibt es 14 Hauptallergene, die für 90 Prozent der Lebensmittelallergien verantwortlich sind: Milch, Eier, Sojabohne, Weizen, Nüsse, Erdnüsse (werden extra genannt, da sie botanisch zu den Hülsenfrüchten zählen), Fisch, Meeresfrüchte, Fleisch (häufig Schwein, Rind), Gemüse (häufig Möhre, Sellerie, Tomate, Bohnen, Senf). Hauptallergene im Kindesalter sind Kuhmilch, Ei, Getreide, Erdnuss, Sojabohne.

!

Im Vergleich zu Kohlenhydratintoleranzen kommen Lebensmittelallergien deutlich seltener vor.

60 bis 80 Prozent der Kinder legen eine Allergie gegen tierisches Eiweiß (Kuhmilch, Ei) mit fünf bis acht Jahren ab (Toleranzentwicklung). Erwachsene reagieren häufiger auf pflanzliche Produkte wie rohe Obst- und Gemüsesorten, Gewürze, Nüsse, seltener auf Milch und Milchprodukte, Hühnerei oder Fisch.

Häufige Allergene
Kinder: Milch und Milchprodukte, Hühnerei, Weizen, Sojabohne, Erdnüsse, Nüsse, Fisch
Erwachsene: Apfel und andere Obstsorten, Haselnuss, Sellerie, Sojabohne

Häufigkeit

Im Vergleich zu Kohlenhydratintoleranzen kommen Lebensmittelallergien deutlich seltener vor. Man findet sie bei bis zu vier Prozent der Erwachsenen, bis zu acht Prozent der Kinder, bis zu 15 Prozent der Asthmatiker und bei zu bis zu 30 Prozent der Pollenallergiker. Kinder sind häufiger als Erwachsene betroffen, da der kindliche Darm für Allergene sehr viel durchlässiger ist. Die meisten Allergien zeigen sich demzufolge bereits in der frühen Kindheit, aber auch im Erwachsenenalter kann noch erstmals eine Lebensmittelallergie auftreten.

Bei Erwachsenen mit einer Pollenallergie auf früh blühende Bäume und Sträucher (Birke, Erle, Hasel) tritt eine Lebensmittelallergie besonders häufig als sogenannte Kreuzallergie auf. Bei einer Kreuzallergie besteht eine Ähnlichkeit zwischen dem Pollenallergen und dem Lebensmittelallergen.

Häufige Kreuzallergien
Pollen von Birke, Erle, Hasel: Apfel, Pfirsich, Kirsche, Haselnuss, Walnuss, Pistazie
Beifußpollen: Sellerie, Möhre, Nüsse, Anis, Kamille, Petersilie,
Sonderfall Latex: Ananas, Banane, Avocado, Kiwi, Kartoffel, Nüsse

Erkrankungen, die die Durchlässigkeit der Darmwand erhöhen, können einer Lebensmittelallergie den Weg bahnen. Hierzu gehören Kohlenhydratmalabsorptionen, Histaminintoleranz, Leaky-Gut-Syndrom, Zöliakie, Candida-Hypersensitivitätssyndrom, chronisch-entzündliche Darmerkrankungen.

Was im Körper passiert

Wenn unser Immunsystem auf eine vermeintliche Gefahrenquelle – meistens Eiweißbestandteile – überschießend reagiert, dann wird ein immunologisches Geschehen in Gang gesetzt, bei dem Allergen-Antikörper-Komplexe gebildet werden. Im Fall einer Lebensmittelallergie werden Antikörper der Klasse IgE gebildet, die sich mit dem Allergen verbinden und an Mastzellen andocken. Mastzellen enthalten den Botenstoff Histamin, den sie als Antwort auf den überraschenden Angriff des Allergens ausschütten. Dieser Vorgang äußert sich bei Lebensmittelallergien (und auch bei Gräser- Pollen- und Insektengiftallergie) als Sofortallergie, das heißt, die Symptome treten unmittelbar nach Kontakt mit dem Allergen auf.

Die Symptome

Meistens treten die Symptome sofort, innerhalb von Minuten auf und klingen innerhalb von 24 Stunden ab. Spielt sich die allergische Reaktion im Verdauungstrakt unterhalb des Magens ab (Dünndarm, Dickdarm), dann kann es bis zum Auftreten der Symptome vier bis acht (bis 12) Stunden dauern.

!

Meistens treten die Symptome sofort auf.

Grundsätzlich sind allergische Reaktionen auf Lebensmittel nicht auf bestimmte Organe begrenzt – die Symptomatik ist sogar besonders bunt: Bei Kindern überwiegen Symptome der Haut (dann muss zunächst eine Neurodermitis ausgeschlossen werden), des Magen-Darm-Traktes, der Atemwege und des Herz-Kreislauf-Systems. Bei den pollenassoziierten Kreuzreaktionen der Erwachsenen kommt es außerdem häufiger zu einem oralen

Allergiesyndrom. Bei hoch allergischen Personen kann auch schon das Einatmen z. B. von Fischgeruch zu heftigen Reaktionen führen.

KÖRPERBEREICH	MÖGLICHE SYMPTOME
Haut	Rötung, Ekzem, Juckreiz, Quaddeln, Urtikaria, Quincke-Ödem
Mundhöhle, Rachen	orale Allergiesyndrome wie Lippenschwellung, Juckreiz im Rachen, pelziges Gefühl auf der Zunge
Speiseröhre	Schleimhautentzündung, Schluckstörung
Magen	Übelkeit, Erbrechen, Magenschleimhautentzündung, Störung der Magenmotilität
Dünndarm	Schleimhautentzündung, Quincke-Ödem bis hin zu einem flüchtigen Darmverschluss
Dickdarm	Reizdarm, Durchfall oder Verstopfung, Schleimhautentzündung, Quincke-Ödem bis hin zu einem flüchtigen Darmverschluss
Enddarm	Schleimhautentzündung (Proktitis), Afterekzem
Bauchspeicheldrüse	Entzündung (Pankreatitis)
Leber	flüchtige Erhöhung der Leberwerte
HNO-Bereich	Fließschnupfen, Bindehautentzündung, Speicheldrüsenentzündung
Atemwege	Husten, Atemnot, Verschleimung
Herz-Kreislauf-System	Blutdruckabfall, lebensbedrohlicher anaphylaktischer Schock

Orales Allergiesyndrom Hierbei handelt es sich um eine Kontakturtikaria (Nesselsucht) im Bereich Lippen, Zunge, Mundhöhle, Gaumen und Rachen, die wenige Minuten nach dem Verzehr bzw. Kauen von rohen Obst- und Gemüsesorten einsetzt. Die Schwellung geht mit Juckreiz, Kribbeln oder Brennen einher. Häufigste Ursache sind Kreuzallergien mit Pollenallergenen.

!

Das orale Allergiesystem spielt sich ganz begrenzt im Mund- und Rachenbereich ab (oral lat. = zu Mund und Mundhöhle gehörend).

Urtikaria (Nesselsucht) Für eine Urtikaria ist typisch, dass die Haut ganz plötzlich so aussieht und juckt, als wäre man mit Brennnesseln in Berührung gekommen. Die einzelnen kleinen weißlichen Noppen der Haut werden Quaddeln genannt. Sie können sich über den ganzen Körper ausbreiten und zu großflächigen Schwellungen zusammenfließen. Etwa ein Drittel der Urtikariafälle sind physikalischer Natur (Kälte, Wärme, Druck, Vibration, Sonnenlicht). Etwa zwei Drittel der Urtikariafälle sind bedingt durch Insektenstich, Kontakt mit Tierhaaren, Medikamenteneinnahme, Lebensmittelallergie, körperliche Anstrengung, Gefühlsausbruch, Infektion (z. B. Infektion mit dem Bakterium Helicobacter Pylori im Magen-Darm-Trakt, Entzündung im Hals-Nasen-Ohren- bzw. Zahnbereich, Wurmerkrankung). Oft bildet sich die Urtikaria genauso schnell wieder zurück, wie sie entstanden ist. Eine akute Urtikaria heilt innerhalb von sechs Wochen, eine chronische Urtikaria heilt erst später ab.

Das Quincke-Ödem unterscheidet sich von der Urtikaria durch seine Entstehung in tieferer Hautschicht und fehlenden Juckreiz. Diese oft sehr ausgeprägte Hautschwellung kann örtlich begrenzt (Lippen, Wange) oder ausgedehnt (Darmschleimhaut) auftreten.

!

Bei einer Urtikaria sieht Ihre Haut so aus, als wären Sie mit Brennnesseln in Berührung gekommen – auch juckt sie dementsprechend.

➡ TESTPFAD URTIKARIA

Falls Sie unter Urtikaria leiden, können Sie einen Fragentest zum weitgehenden Ausschluss einer Lebensmittelallergie durchführen:

1. Ist es wiederholt bis zwei Stunden nach dem Essen bestimmter Lebensmittel zu einer Urtikaria gekommen?
2. Tritt die Urtikaria nach dem Essen und anschließender körperlicher Anstrengung auf?
3. Tritt die Urtikaria nach Hautkontakt mit bestimmten Lebensmitteln auf?

➡ Wenn Sie alle drei Fragen mit „Nein" beantwortet haben, ist eine Lebensmittelallergie als Ursache Ihrer Urtikaria unwahrscheinlich.

Fallbeispiel:
Werner war 32 Jahre alt, als die Haut zu jucken begann; zunächst mit nur wenig Rötung, später mit deutlichem Ekzem.

Zuerst tauschte er seine gesamten Kosmetikprodukte aus und wechselte die Waschmittel für Kleidung und Bettwäsche – ohne Verbesserung. Freunde brachten ihn dann auf die Idee, ein Ernährungsprotokoll zu führen. Er tat dies zwei Wochen lang, litt weiter unter dem juckenden Ekzem und konnte keinen Zusammenhang entdecken.

Erst der Besuch bei einem Hautarzt mit Durchführung von Allergietests förderte die richtige Diagnose zutage: Werner litt unter einer Hühnereiallergie. Mithilfe einer Ernährungsberatung und konsequentem Verzicht auf Eier und eihaltige Produkte wurde er beschwerdefrei.

Wegen des unglaublich vielfältigen Einsatzes von Eiern in der Lebensmittelindustrie lässt sich eine Eiallergie im Alleingang kaum aufdecken.

Nickelallergie

Nickel befindet sich z. B. in Modeschmuck, Gürtelschnallen, Reißverschlüssen, Metallknöpfen, Münzen, Schlüsseln, Essbesteck, Küchengeräten (Töpfen) aus rostfreiem Stahl, Türgriffen, Brillengestellen, Lidschatten. Nickel wirkt in erster Linie über die Haut allergen und löst ein Kontaktekzem aus. Aber auch die Aufnahme über Lebensmittel kann ein Kontaktekzem verstärken. Lebensmittel mit mehr als 50 Mikrogramm Nickel pro 100 g sollten von Nickelallergikern nur in Maßen verwendet werden (Tabelle: www.nickelinfo.de).

!

Die Nickelallergie zählt zu den Kontaktallergien. Der Hautschweiß sorgt im Zusammenspiel mit nickelhaltigen Gegenständen zu Abwehrreaktionen des Körpers.

So testet der Facharzt

Die Symptome einer Lebensmittelallergie können den Symptomen von Lebensmittelintoleranzen so ähnlich sein, sich zu ihnen gesellen oder sie verstärken, dass es gänzlich unmöglich ist, eine Lebensmittelallergie selbst zu diagnostizieren. Hüten Sie sich auch davor, aufgrund eines selbst aufgestellten Allergenverdachts eine Diät durchzuführen – dies kann schnell zu einer überflüssigen Tortur für die ganze Familie werden!

Sollten Sie eine Lebensmittelallergie bei sich vermuten, dann lassen Sie bei einem Allergologen einen Allergietest durchführen. Dies ist auch im Fall einer nachgewiesenen Lebensmittelintoleranz zum Ausschluss einer Lebensmittelallergie immer sinnvoll.

Gut zu wissen

Die meisten Hals-Nasen-Ohren-Ärzte, Hautärzte und Lungenfachärzte haben eine entsprechende Ausbildung und führen die Allergiediagnostik durch.

Als Suchtests stehen die Bestimmung der Gesamt-IgE im Blut (RIST), die Bestimmung der spezifischen IgE im Blut (RAST) und ein Hauttest (PRICK) zur Verfügung. Beim Hauttest werden verschiedene Allergene auf die Haut des Unterarmes aufgetropft, die Haut wird kurz angeritzt, damit das Allergen guten Kontakt zur Haut aufnehmen kann, und nach 15 Minuten wird das Ausmaß einer möglicherweise allergisch bedingten Schwellung beurteilt. All diese Suchtests sind jedoch nur in Verbindung mit der Anamnese (Vorgeschichte) und Symptomatik aussagekräftig. Sowohl die Blut- als auch die Hauttests zeigen nämlich auch schon eine Sensibilisierung an, die nicht mit Symptomen einhergehen muss – ein positiver Blut- oder Hauttest alleine ist also kein Beweis! Beweiskraft hat alleine die erfolgreiche Allergenkarenz, das heißt Besserung bzw. Verschwinden der Symptome unter strikter Allergenvermeidung. Hierzu kann im Einzelfall eine Eliminations- und Aufbaukost mit Führen eines Ernährungsprotokolls hilfreich sein, die in der Regel mit einer strengen Kartoffel-Reis-Diät beginnt (unter Anleitung durch eine Ernährungsfachkraft).

!

Eine Reaktion im Hauttest ist alleine noch kein Beweis für eine Allergie.

In unklaren bzw. schwierigen Fällen und bei Verdacht auf eine gastrointestinal vermittelte Allergie (über Magen und Darm) kommen noch folgende Untersuchungen in Betracht:

- Blutentnahme zur Bestimmung der Serumtryptase
- Sammelurin zur Bestimmung des Histamins bzw. des stabileren Methylhistamins
- Magen-Darm-Spiegelung mit Entnahme einer Gewebeprobe

Vorsicht Falle

Heilpraktiker und selbst ernannte Naturheilkundler bieten manchmal für teures Geld den ALCAT-Test an. Dieser Test, der bis zu 180 Lebensmittel bzw. Lebensmittelsubstanzen beurteilen können will, ist zur Diagnostik ungeeignet! Aus ihm ergeben sich in der Regel angebliche Vielfachallergien, falsche Interpretationen und extrem einschränkende, unnötige Diäten.

So werden Sie beschwerdefrei

Die beste Therapie ist der dauerhafte Verzicht selbst auf kleinste Mengen der Allergie auslösenden Substanz. Nehmen Sie hierfür in jedem Fall eine Ernährungsberatung in Anspruch. Diese wird Sie auch ausführlich dazu informieren, ob das Allergen in erhitzter Form (z. B. gekocht) verträglich sein könnte und in welchen verarbeiteten Lebensmitteln das Allergen vorkommen kann.

Sollten Sie dennoch mit dem unverträglichen Allergen Kontakt bekommen haben, so können die Symptome durch Antiallergika (Antihistaminika, Leukotrien-Rezeptor-Blocker, Cortison) gelindert werden.

!

Die beste Therapie ist der dauerhafte Verzicht selbst auf kleinste Mengen der Allergie auslösenden Substanz.

Alltagstipps

Seit 2005 gibt es eine Kennzeichnungsverordnung für verpackte Lebensmittel, die die Auswahl für Allergiker und Menschen mit Zöliakie erleichtert (ab Dezember 2014 soll dies auch für unverpackte Ware gelten). Zu den aufzuführenden Lebensmittelallergenen gehören: Eier, Erdnüsse, Fisch, glutenhaltige Getreide, Krebstiere, Lupine, Milch, Mollusken (Weichtiere wie etwa Schnecken), Nüsse, Sellerie, Senf, Sesam, Soja, Sulfite.

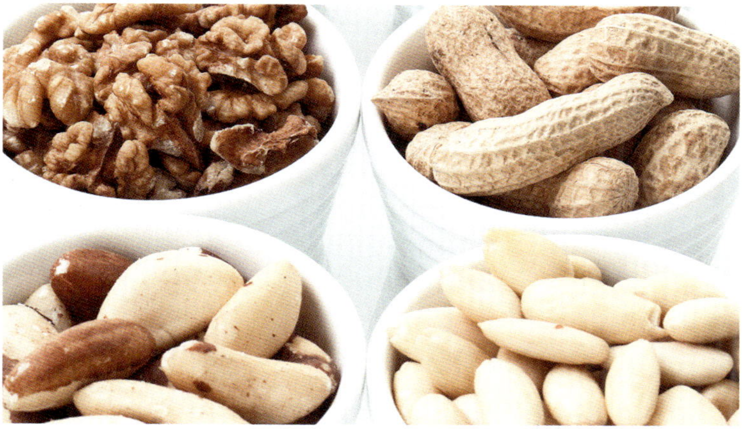

Nüsse fallen unter die Kennzeichnungsverordnung für verpackte Lebensmittel.

!

syn. glutensensitive od. gluteninduzierte Enteropathie (einheimische Sprue)

!

Gluten kommen in den meisten Getreidesorten vor.

Glutenunverträglichkeit (Zöliakie)

Das Wichtigste in Kürze

Wo kommt Gluten vor?

Gluten kommt in den Getreiden Weizen, Dinkel, Roggen, Hafer, Gerste (auch im Gerstenmalz) und in den alten Weizensorten Einkorn, Emmer und Kamut vor. Bekannter ist Ihnen Gluten vielleicht als „Klebereiweiß“, das für gute Backeigenschaften sorgt. Von der Industrie wird Gluten gerne als Binde- oder Lockerungsmittel eingesetzt.

Häufigkeit

Die Häufigkeit der Glutenunverträglichkeit beträgt in Schweden 1:200 (0,5 Prozent) und in unseren Breiten 1:500 (0,2 Prozent). Zu etwa 70 Prozent ist das weibliche Geschlecht und zu etwa 30 Prozent das männliche Geschlecht betroffen. Eine genetische Veranlagung ist bekannt.

Was im Körper passiert

Die Schleimhaut des etwa fünf Meter langen Dünndarms besitzt unzählige dicht nebeneinanderstehende Zotten, die in das Darmlumen hineinwachsen (ähnlich einem Korallenriff). Diese zottige Darmwand hat die wichtige Aufgabe, die Absorptionsoberfläche derart zu vergrößern, dass alle Nährstoffe zuverlässig durch sie in das Blut aufgenommen werden können. Bei Menschen mit Zöliakie kommt es durch Gliadin (dies ist der alkohollösliche Anteil des Glutens) zu einer Entzündung der gesamten Dünndarmschleimhaut. Hierdurch schrumpfen die Zotten mehr oder weniger stark (abhängig von der zugeführten Glutenmenge), sodass nur noch ein Bruchteil der Nährstoffe aufgenommen werden kann. Im Extremfall verschwinden die Zotten vollständig, und die Dünndarmschleimhaut wird so glatt wie die Dickdarmschleimhaut.

Durch den Zottenabbau (die Zottenatrophie) kann es zu Malabsorption und entsprechenden Mangelerkrankungen kommen, auch Tumore kommen bei unbehandelter und inkonsequent behandelter Zöliakie gehäuft vor (Mund, Rachen, Speiseröhre, Lymphome).

Gut zu wissen

Bei der Zöliakie handelt es sich nicht um eine Allergie, sondern um eine sogenannte Autoimmunerkrankung, bei der vom Körper Abwehrstoffe (Autoantikörper) gegen eigenes Gewebe gebildet werden. Die Zöliakie tritt gehäuft in Kombination mit anderen Autoimmunerkrankungen auf, z. B. Diabetes mellitus Typ I oder Hashimoto Thyreoiditis (eine Entzündung der Schilddrüse).

Die Symptome

Klassische Leitsymptome sind Blähungen, Bauchschmerzen und Durchfall. Oft bestimmt jedoch alleine eine Gedeihstörung das Bild. Erste Symptome zeigen sich in der Regel, wenn beim Säugling von Milch auf getreidehaltige Nahrung umgestellt wird, was meist etwa ab dem sechsten Lebensmonat der Fall ist. Aber auch noch später, bis ins hohe Alter, kann sich eine bis dahin latente und unerkannte Zöliakie erstmals manifestieren.

!

Zöliakie kann unentdeckt zu Gedeihstörungen beim Säugling führen.

In etwa 50 Prozent der Fälle kommt es zu Durchfall und nur in bis zu 20 Prozent der Fälle entwickelt sich das Vollbild mit Fettstühlen als Zeichen einer Fettmalabsorption, Gewichtsverlust als Folge der chronischen Malabsorption, schmerzhafter Osteoporose und Muskelkrämpfen bei Kalziummangel, Blutungsneigung durch Vitamin-K-Mangel, nervalen Missempfindungen durch Folsäure und Vitamin-B_{12}-Mangel, Blutarmut bei Eisen- und Vitaminmangel.

!

Zöliakie ist eine Autoimmunerkrankung des Körpers.

Häufiger als das Vollbild sind jedoch wie gesagt Teilbilder mit nur einem Symptom (z. B. chronischer Eisenmangel oder im Vordergrund stehende Skelettbeschwerden). Recht typisch, jedoch nicht beweisend, ist auch eine Stomatitis aphthosa (Entzündung der Mundschleimhaut mit vielen kleinen Entzündungsherden, sogenannten Aphthen). Solche atypische Verlaufsformen der Zöliakie werden dann nur selten richtig erkannt!

Fallbeispiel:
Aleyna ist 1½ Jahre alt, als die Diagnose Urtikaria pigmentosa gestellt wird. Etwa ein halbes Jahr später treten Fieberschübe, großer Durst, Erbrechen und zunehmende Schlappheit auf – es folgt die Diagnose Diabetes mellitus Typ 1 (Zuckerkrankheit aufgrund absoluten Insulinmangels) und Aleyna erhält eine Insulinpumpe. Sie erholt sich gut, klagt jedoch öfter über Bauchschmerzen.

Als sie drei Jahre alt ist, werden bei einer Routineuntersuchung in der Diabetesambulanz stark erhöhte Zöliakie-Antikörperwerte festgestellt, die Magenspiegelung mit Dünndarmschleimhautprobe bestätigt die Diagnose Zöliakie.

Aleyna muss fortan nicht nur eine Diabetesdiät einhalten, sondern sich jetzt auch glutenfrei ernähren. Zudem wird über eine histaminarme Ernährung nachgedacht, da die Urtikariaflecken zunehmen und jucken.

So testet der Facharzt

➡ TESTPFAD ZÖLIAKIE

Falls Sie den Testpfad bis hierher durchlaufen haben, ohne eine deutlich Wende bezüglich Ihrer Beschwerden erfahren zu haben, dann sollte eine Zöliakiediagnostik stattfinden, insbesondere:

- wenn eine Laktoseintoleranz vorliegt und sich Ihre Beschwerden unter laktosefreier Kost nicht deutlich bessern,
- wenn Sie schon in der Kindheit zu Durchfällen geneigt haben,
- wenn jemand in Ihrer Familie an Zöliakie erkrankt ist.

➡ Wenden Sie sich vertrauensvoll an einen Gastroenterologen, denn dieser ist bestens zum Krankheitsbild der Zöliakie informiert!

Gut zu wissen

Da eine Zöliakie ernsthafte Folgen haben kann, ist unbedingt eine seriöse Diagnostik erforderlich. Immer wieder sehe ich Patienten, die sich in den Händen von Heilpraktikern oder selbst ernannten Heilern sehr zweifelhaften (und teuren) Blut- oder Hautwiderstandsmessungen unterzogen haben, immer mit dem Ergebnis zahlreicher „Allergien" und Unverträglichkeiten. Die Listen der angeblich festgestellten Unverträglichkeiten ist dann so lang, in der Regel einschließlich Glutenunverträglichkeit, dass die Betroffenen eine ausgesprochen einseitige Ernährung einhalten, große Angst vor Ernährungsfehlern haben und ihre Lebensqualität unnötig beeinträchtigen!

Die Diagnose Zöliakie muss in jedem Fall durch eine Magen-Darm-Spiegelung mit Entnahme von Gewebeproben aus dem unteren Zwölffingerdarm (das ist der sich dem Magen direkt anschließende Dünndarmabschnitt) gesichert werden. Die Gewebeproben werden im Labor auf Zottenatrophie und Entzündungszeichen hin untersucht. Unterstützend wird das Blut

!

Jede Zöliakie muss durch eine Gewebeprobe aus dem Zwölffingerdarm gesichert werden.

!

Paniertes Fleisch, Bier und Nudeln sind bei Zöliakie streng verboten. Grünes Licht gibt es bei frischem Gemüse, Reis und Milchprodukten.

auf Autoantikörper untersucht (Endomysium-Antikörper, Gewebstransglutaminase-Antikörper, Gliadin-Antikörper, Antikörper gegen deamidierte Gliadinpeptide).

Unter glutenfreier oder sehr glutenarmer Kost sinken die Antikörper in den Normalbereich und die Zotten werden wieder aufgebaut. Das bedeutet, dass während einer solchen Ernährungsphase keine zuverlässige Zöliakiediagnostik stattfinden kann, da Normalbefunde vorgetäuscht würden. Aussagefähige Blut- und Gewebeproben erhält man nur nach einer Phase mit Glutenzufuhr!

So werden Sie beschwerdefrei

Bei der Zöliakie liegt eine lebenslange Unverträglichkeit von Gluten vor. Ist eine Zöliakie mittels Gewebeprobe gesichert, müssen glutenhaltige Lebensmittel und Produkte lebenslang gemieden werden. Unter streng glutenfreier Kost verschwinden die Beschwerden bei Jüngeren prompt; bei Älteren dauert es manchmal einige Wochen. Bei einem Nichtansprechen auf die Diät liegen häufig unbewusste oder bewusste Ernährungsfehler vor.

Auch später, wenn sich anhaltendes völliges Wohlbefinden eingestellt hat, ist die Versuchung groß, die Diät zu lockern. Jedoch können schon kleinste Mengen von Gluten die Autoanti-

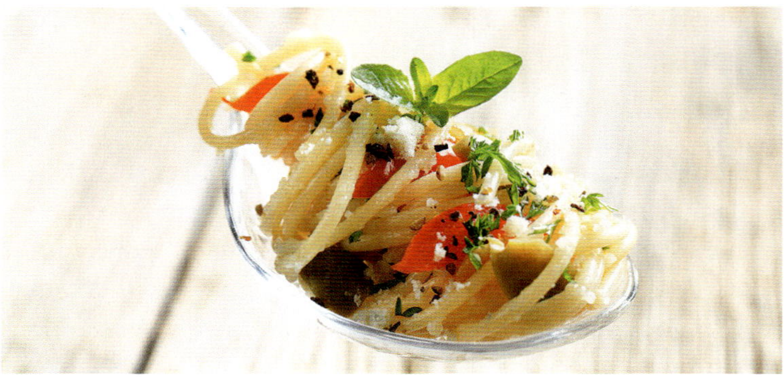

Glutenhaltige Lebensmittel wie Nudeln müssen lebenslang gemieden werden.

körperbildung neu stimulieren und zu einem Rückfall führen. Bereits innerhalb 24 Stunden nach Glutenbelastung wandern Lymphozyten (eine Untergruppe der weißen Blutkörperchen) in die Dünndarmschleimhaut, und abhängig von der zugeführten Glutenmenge kommt es dann innerhalb weniger Tage zu einer Abflachung der Schleimhaut mit erneuter Symptomatik.

Gut zu wissen

Bei einer Zöliakie besteht in der Regel auch eine sekundäre Laktoseintoleranz, die mitbehandelt werden muss. Der Verzicht auf Laktose ist meist nur kurzzeitig erforderlich, weil mit glutenfreier Ernährung und der dadurch bedingten Erholung der Zotten Milchprodukte dann wieder vertragen werden. Würde nur die Laktoseintoleranz behandelt werden, z. B. in Unkenntnis der zugrunde liegenden Zöliakie, ist ein Zottenwiederaufbau nicht möglich.

Alltagstipps

- Als Alternative zu Weizen & Co. bietet die Natur glutenfreie Produkte wie Mais, Reis, Hirse, Buchweizen, Amaranth, Quinoa, Kichererbse, Sojabohne und Esskastanie, mit deren Mehl bzw. Stärke auch gebacken werden kann.
- Sehr nützlich ist eine Ernährungsberatung, die vom behandelnden Arzt verordnet werden kann. Zum Thema Ernährung bei Zöliakie gibt es außerdem eine Vielzahl von Ratgebern und Kochbüchern.
- Beim Einkauf ist die durchgestrichene Ähre als Symbol für Glutenfreiheit hilfreich, hierbei handelt es sich um ein eingetragenes Warenzeichen der Deutschen Zöliakie Gesellschaft.
- Fehlt dieses Symbol auf der Verpackung, dann sollten Sie aufmerksam das Zutatenverzeichnis lesen, denn seit Inkrafttreten der Allergiekennzeichnungsverordnung muss neben häufigen Allergieauslösern auch Gluten auf der Verpackung ausgewiesen sein.

!

Das Bild der durchgestrichenen Ähre symbolisiert die Glutenfreiheit eines Lebensmittels.

!

Eosinophile Zellen enthalten Granula, die sich mit dem Farbstoff Eosin anfärben lassen und dann unter dem Mikroskop hellrot leuchten.

Eosinophiles gastrointestinales Syndrom

Bei dieser Erkrankung (Häufigkeit: 0,03 Prozent) findet sich an beliebiger Stelle, besonders häufig jedoch in der Speiseröhre, eine dichte Besiedlung mit Eosinophilen; das sind spezielle allergiebeteiligte weiße Blutkörperchen. Die Speiseröhre reagiert mit Schluckstörung und Schmerzen hinter dem Brustbein, der übrige Verdauungstrakt je nach Lokalisation mit Übelkeit, Erbrechen, Blähungen, Bauchschmerzen und Durchfall.

Für die Diagnose sind eine Spiegelung von Speiseröhre, Magen und Darm mit Gewebeprobeentnahme und eine Allergiediagnostik erforderlich. Mehr als 50 Prozent der Betroffenen haben eine Allergie und/oder ein erhöhtes Blut-IgE (Immunglobulin E, Antikörper).

Die Therapie besteht zunächst in der Meidung bekannter Allergene, bei unzureichender Wirkung werden Antiallergika inklusive Cortison eingesetzt.

SYNDROME

Es gibt eine ganze Reihe spezieller Lebensmittelunverträglichkeiten, die auf der Empfindlichkeit gegenüber einer bestimmten Aminosäure oder eines anderen Inhaltsstoffes beruhen. Relativ häufig ist die Phenylketonurie, ein angeborener Enzymdefekt mit Unverträglichkeit der Aminosäure Phenylalanin, unter der 0,1 Prozent der Bevölkerung leiden. Sie kann zu schweren Nervenschäden führen und wird deshalb im Rahmen der Früherkennungsuntersuchung getestet. Der Favismus (ein angeborener Enzymdefekt mit Unverträglichkeit von Saubohnen und bestimmten Medikamenten mit einer Häufigkeit bei uns bis drei Prozent, in Afrika bis 30 Prozent) führt durch Zerstörung von roten Blutkörperchen zu einer mehr oder weniger ausgeprägten Anämie. Die Kausalität dieser Erkrankungen ist gut bekannt. Erkrankungen, die in ihrer Kausalität komplex und oft weniger gut erforscht sind, werden Symptome genannt.

!

Erkrankungen, deren Kausalität komplex und oft weniger gut erforscht ist, nennt man Syndrome.

Reizdarmsyndrom

Das Wichtigste in Kürze

Funktionelle Störungen wie beim Reizmagen oder Reizdarm haben Ursachen, die noch unzureichend erforscht sind. Es ist sehr fraglich, ob eine Aufteilung in die Schubladen „organisch", „psychosomatisch" oder „psychisch" gerechtfertigt ist, gibt es doch immer Ursache und Wirkung, wenn auch manchmal in einem nervalen oder biochemischen Zusammenhang, den wir noch nicht erfassen können. Es scheint sehr problematisch, einem Patienten eine körperliche Erkrankung abzusprechen, ihn als psychisch krank zu benennen und zu kennzeichnen (mit Worten

!

Irritable Bowl Syndrome, Colon irritabile, spastisches Colon.

und mit Krankheitsnummern), ihn dann oft sich selbst zu überlassen, und das immer mit einem gewissen Gefühl von Schuldzuweisung für den Patienten. Dies gilt nicht nur für funktionelle Störungen, sondern auch für alle anderen undiagnostizierten Symptome und Syndrome. Psychologie und Psychiatrie sind, an richtiger Stelle eingesetzt, ein Segen. Zu einem falschen Zeitpunkt eingesetzt, sind sie fast immer eine Sackgasse.

!

Das Reizdarmsyndrom betrifft Frauen besonders häufig.

Häufigkeit

Bis zu 20 Prozent unserer Bevölkerung sind betroffen, Frauen zwei- bis dreimal häufiger als Männer. Die Erkrankung tritt in der Regel vor dem 50. Lebensjahr auf.

Was im Körper passiert

Ein Magen-Darm-Infekt, eine Störung der Darmflora und Leaky Gut (ein durchlässiger Darm) sind die Faktoren, die im Verdacht stehen, an der Entstehung des Reizdarmsyndroms beteiligt zu sein (bei bis zu 30 Prozent der Patienten beginnen die Beschwerden im Anschluss an einen Magen-Darm-Infekt).

Man geht von einer Störung der Darmbeweglichkeit und der Darmpassage als auch der Reizverarbeitung aus (Betroffene empfinden Dehnungsreize des Darmes deutlich empfindlicher).

Die Symptome

Durchfall, Verstopfung oder beides im Wechsel, Blähungen, Blähbauch und Schmerzen in Mittel- bis Unterbauch sind die Anzeichen. Typisch ist, dass sich die Beschwerden nach dem Stuhlgang legen. Ein Dauerschmerz ist seltener. Stress kann das Leiden verstärken. Die Beschwerden werden eindrücklich geschildert, bedingt durch die erhöhte Empfindlichkeit des Nervensystems. Auch Depressionen und Angsterkrankungen werden gehäuft nachgewiesen, wobei diese dann gerne als Ursache für das Leiden angenommen werden.

So testen Sie selbst

Es gibt keinen Belastungstest. Sie können aber die Wahrscheinlichkeit für das Vorliegen eines Reizdarmsyndroms anhand folgender Fragen abschätzen:

➡ TESTPFAD REIZDARM

Nach den sogenannten Rom-III-Kriterien liegt ein Reizdarmsyndrom vor, wenn:

1. in den letzten drei Monaten an mehr als drei Tagen pro Monat Bauchschmerzen oder Unwohlsein bestanden haben,
2. sich die Beschwerden mit dem Stuhlgang bessern,
3. die am stärksten empfundenen Beschwerden zeitgleich mit einer Veränderung der Stuhlhäufigkeit und/oder der Stuhlkonsistenz auftreten.

Punkt 1 muss erfüllt sein. Von Punkt 2 und 3 muss nur einer erfüllt sein.

Nach der deutschen S3-Leitlinie liegt ein Reizdarmsyndrom vor, wenn:

1. chronische, d. h. länger als drei Monate anhaltende Beschwerden (z. B. Bauchschmerzen, Blähungen) bestehen, die in der Regel mit einer Stuhlgangsveränderung einhergehen;
2. die Beschwerden den Patienten veranlassen, Hilfe zu suchen, da er seine Lebensqualität beeinträchtigt sieht;
3. die Beschwerden nicht durch ein anderes Krankheitsbild erklärt werden können.

Alle drei Punkte müssen erfüllt sein.

!

Falls Sie ein Reizdarmsyndrom bei sich vermuten, sollten Sie sich unbedingt vertrauensvoll zu einem Facharzt begeben, denn Gastroenterologen sind bestens über Diagnostik und Therapie informiert.

!

Flohsamenschalen sind lösliche Ballaststoffe der indischen Pflanze Plantago ovata.

So testet der Facharzt

Erst wenn organische Ursachen ausgeschlossen sind, darf ein Reizdarmsyndrom diagnostiziert werden. Hierzu gehört sowohl die Durchführung einer Spiegelung von Magen und Zwölffingerdarm (Ösophagoduodenoskopie) als auch eine Spiegelung des Dickdarms und des letzten Dünndarmabschnitts (Ileo-Koloskopie). Außerdem müssen Untersuchungen bzgl. Kohlenhydratmalabsorption ggf. auch bzgl. anderer Lebensmittelunverträglichkeiten oder ggf. bakterieller Überwucherung durchgeführt werden. Keine Sorge, alle Untersuchungen lassen sich ambulant und recht unkompliziert abwickeln.

So werden Sie beschwerdefrei

Das Reizdarmsyndrom tritt häufig mit Kohlenhydratintoleranzen kombiniert auf, hieraus können sich spezielle Eliminationsdiäten ergeben. Ansonsten gibt es jedoch keine Reizdarmdiät. Ggf. kann das Führen eines Ernährungsprotokolls sinnvoll sein.

Probiotika, also Lebensmittel, denen Milchsäurebakterien zugesetzt sind, können zu einer Verbesserung der Reizdarmsymptome führen. Verlassen Sie sich hierbei auf die Empfehlung Ihres Facharztes, denn die Probiotika sind je nach Bakterienstamm unterschiedlich effektiv.

Ballaststoffe wie Flohsamenschalen können sowohl Durchfall als auch Verstopfung günstig beeinflussen, indem sie auf der einen Seite Wasser binden, auf der anderen Seite die Darmbeweglichkeit anregen.

Loperamid hemmt die Darmmotilität (also die Muskelbewegungen des Darms zum Weitertransport der Nahrung) und den Durchfall. Folgen Sie bitte den Dosierungsempfehlungen Ihres Facharztes und beachten Sie bei Laktoseintoleranz den möglichen Laktosegehalt. Entkrampfende Medikamente können Bauchbeschwerden lindern. Ansonsten sind die Allgemeinmaßnahmen, wie beim Leaky Gut (S. 108) besprochen, empfehlenswert.

Reizmagensyndrom

(funktionelle Dyspepsie)

Prävalenz

!

Wer kennt ihn nicht, den empfindlichen Magen mit zeitweisem Drücken und Stechen im Oberbauch?

Die Symptome

Krampfartige Oberbauchbeschwerden, seltener ein Dauerschmerz, beherrschen das Bild. Dazu kommen frühes Sättigungsgefühl, Völlegefühl, nicht saures Aufstoßen, Übelkeit und Blähungen.

➡ TESTPFAD REIZMAGEN

Der Verdacht auf einen Reizmagen besteht, wenn während dreier Monate innerhalb eines Jahres Beschwerden bestanden haben, wobei diese durch symptomfreie Zeiten unterbrochen sein können.

➡ Wenn dies für Sie zutrifft, wenden Sie sich bitte an einen Facharzt.

So testet der Facharzt

Wie das Reizdarmsyndrom ist auch der Reizmagen eine Ausschlussdiagnose mit den gleichen Untersuchungen.

So werden Sie beschwerdefrei

Der Facharzt kann die Einnahme von Säureblockern (Protonenpumpenhemmern), von motilitätsfördernden Medikamenten (z. B. Metoclopramid, Domperidon) oder von Iberogast (rein pflanzliches Phytotherapeutikum) empfehlen bzw. verordnen. Eine spezielle Diät existiert nicht. Das Führen eines Ernährungsprotokolls kann ggf. sinnvoll sein. Ansonsten gelten dieselben Empfehlungen wie nachfolgend zum Leaky-Gut-Syndrom angegeben.

!

leaky = undicht,
gut = Darm

Leaky-Gut-Syndrom

Gesunder Darm – gesunder Mensch!

Zwei Häute schützen uns vor Schadstoffen und Krankheitserregern. Die äußere Haut hat je nach Alter des Menschen eine Fläche von ein bis zwei Quadratmetern und ist gut sichtbar. Die innere Haut, nämlich die Darmschleimhaut, hat beim Erwachsenen eine Fläche von der Größe eines Fußballfeldes. Das klingt viel, ist es auch: Diese Fläche kommt durch die Vielzahl der Dünndarmzotten zustande, die die Resorptionsoberfläche immens vervielfachen. Diese zweite Haut liegt im Körper verborgen, ist jedoch mindestens genauso wichtig wie die äußere Haut, hat sie doch mit ihrer Bakterienbesiedlung (Darmflora) die Funktion eines schützenden inneren Teppichs. Sie verhindert das Eindringen von Bakterien, Allergenen, Schadstoffen und Giften durch die Darmwand in die Blutbahn.

!

Unsere Darmflora schützt uns wie ein Teppich den empfindlichen Boden.

Den Zustand einer gesunden Darmflora mit Überwiegen einer Säureflora (z. B. Lactobazillen, Bifidobakterien, Enterokokken) nennt man Eubiose. Dagegen ist bei einer Dysbiose mit Überwiegen von Fäulnisbakterien das Gleichgewicht der Darmflora so empfindlich gestört, dass die Schutzfunktion der Schleimhaut-Bakterien-Decke verloren geht.

So wie Stollenschuhe ein Fußballfeld zerlöchern, so gibt es auch für unseren Darm Faktoren, die ihn „undicht“ machen (leaky = undicht, gut = Darm). Die undichten Stellen sind allerdings so winzig, dass sie mit bloßem Auge nicht zu erkennen sind.

Zu den darmschädlichen Faktoren gehören:

- Fehlernährung, insbesondere ein Übermaß an Zucker, an tierischen Eiweißen und Fetten
- Rauchen (auch Passivrauchen)

- Kaffee, schwarzer Tee
- Alkohol
- Schwermetalle
- Giftstoffe wie Pestizide, Fungizide, Herbizide
- Stress
- Lebensmittelintoleranzen und -allergien
- Magen-Darm-Infektionen
- chronisch-entzündliche Darmerkrankungen (Colitis ulcerosa, Morbus Crohn)
- Antibiotika-Therapie, insbesondere wenn lang dauernd oder wiederholt
- systemische Kortisontherapie (nicht jedoch lokale Kortisontherapie)
- Chemotherapie

!

Ein ungesunder Lebensstil kann zu Darmproblemen führen.

Vorsicht Falle

Dem Alkohol kommt eine besondere Rolle zu: Er weitet die Blutgefäße und fördert damit die Aufnahme von Schadstoffen, Allergenen und Histamin über die Darmschleimhaut in die Blutgefäße. Sein flüssiger Zustand fördert ebenfalls die Aufnahme der in ihm enthaltenen Stoffe. Sein Abbauprodukt Acetaldehyd gilt als krebsauslösend für den gesamten Verdauungskanal, den Kehlkopf und die Brust.

Die Symptome

Im Zusammenhang mit einer gestörten Darmbarriere wird eine Vielzahl von Erkrankungen genannt: ADHS, Autismus, Allergie, Bronchialasthma, chronisch-entzündliche Darmerkrankung, Depression, Fatigue (Erschöpfung und Tagesmüdigkeit), Fibromyalgie, Histaminintoleranz, Infektanfälligkeit, multiple Chemikaliensensitivität, Rheuma und andere Autoimmunerkrankungen.

So testet der Facharzt

Da die Therapie eines Leaky Gut hauptsächlich in gesunder Lebensführung besteht, sollte zuallererst eine solche angestrebt werden! Bei ausbleibender Besserung Ihrer Beschwerden sollten Sie jedoch einen Facharzt aufsuchen. Dort kann die Zusammensetzung der Darmflora mikrobiologisch untersucht werden.

Im Lactulose-Mannitol-Resorptionstest wird gemessen, in welchem Verhältnis Lactulose (die von einem gesunden Darm so gut wie nicht resorbiert wird) und Mannitol (wird leicht resorbiert) im Urin ausgeschieden werden. Je höher die Ausscheidung im Urin, umso höher die im Darm resorbierte Menge. Je höher die Werte der beiden Stoffe, desto höher die Wahrscheinlichkeit für einen „undichten" Darm.

So werden Sie beschwerdefrei

Teufelskreise, in denen sich Leaky Gut, Kohlenhydratintoleranz, Histaminintoleranz, Allergien oder chronisch-entzündliche Darmerkrankungen (siehe Textkasten S. 111) gegenseitig verstärken, sind besonders schwer zu durchbrechen. Bitte erwarten Sie deshalb nicht, dass sich die Beschwerden eines Leaky Gut von heute auf morgen bessern. Die gute Nachricht ist jedoch, dass Sie selbst viel zur Genesung beitragen können – und das mit den ganz allgemein gültigen Gesundheitsregeln:

- Ernährung mit wenig tierischen Eiweißen und Fetten, wenig Zucker und Weißmehl, mehr gesunden pflanzlichen Fetten (Olivenöl, Rapsöl, Leinöl), mehr Ballaststoffen aus Getreide und Hülsenfrüchten, vorzugsweise Bioprodukte. Vorteilhaft wäre eine ovo-lacto-vegetarische Ernährung, also eine gemüsereiche Kost, die Eier und Milchprodukte einschließt.
- Basenreiche Ernährung für einen ausgeglichenen Säure-Basen-Haushalt
- Verzicht auf Kaffee, schwarzen Tee, grünen Tee (auch keine koffein- bzw. teeinfreie Sorten!)

!

Buchtipp: Sigrid Steeb, Vitalfasten, Schlütersche Verlagsgesellschaft

- Verzicht auf Genussgifte (Alkohol, Rauchen)
- Ausdauersport zwei- bis dreimal pro Woche jeweils 30 bis 40 Minuten (Walken, Joggen, Schwimmen, Radfahren, Ballsportarten)
- Stressmanagement (Entspannungsphasen, öfter auch mal „offline" sein)
- Ausreichender Schlaf (sieben bis acht Stunden Nachtschlaf)

!

Weniger ist mehr – das gilt jedoch nicht für Sport, Entspannung und Schlaf!

Chronisch-entzündliche Darmerkrankungen (CED)
Die beiden häufigsten Vertreter dieser ernstzunehmenden Krankheitsgruppe sind die Colitis ulcerosa und der Morbus Crohn. Beide verlaufen typischerweise in Schüben und gehen mit Durchfall (bei der Colitis ulcerosa blutig, beim Morbus Crohn unblutig) und Bauchschmerzen einher. Beim Morbus Crohn treten häufiger von der Darmschleimhaut ausgehende Fisteln und Abszesse auf; bei der Colitis ulcerosa ist das Darmkrebsrisiko erhöht. Für die Diagnose und auch den Verlauf beider Erkrankungen sind in jedem Fall Magen- und Darmspiegelungen mit Schleimhautprobenentnahmen erforderlich. Die entzündungshemmende Therapie muss oft lebenslang beibehalten werden. Wichtig ist auch der Ausschluss von Lebensmittelintoleranzen und -allergien.

Okoubaka

Okoubaka wird aus der Rinde eines westafrikanischen Urwaldbaumes gewonnen. Einheimische verwenden das Rindenpulver des Baumes bei jeder Art von Vergiftung. Es soll allgemein entgiftend, entlastend auf Leber und Bauchspeicheldrüse und entzündungshemmend auf die Schleimhaut des Magen-Darm-Trakts wirken. Führen Sie ggf. eine Vierwochenkur mit Okoubaka durch. Sie erhalten Okoubaka in der Apotheke in folgenden homöopathischen Applikationsformen:

- Okoubaka D2 Tabletten (laktosehaltig), Dosierung: 2 bis 3 Tabletten täglich

!

Okoubaka wirkt auf unsere Verdauungsorgane entgiftend und entzündungshemmend.

- Okoubaka D2 Globuli (saccharosehaltig), Dosierung: 2 bis 3 mal 5 Globuli täglich
- Okoubaka D2 Tropfen (alkoholhaltig): Dosierung: 2 bis 3 mal 10 Tropfen täglich

Probiotika

Die Bakterienflora des Darms ist mit einem lebenden Teppich vergleichbar. Probiotika sind Produkte, die die Struktur dieses Teppichs auffrischen, indem sie die Säureflora des Darms unterstützen. Als probiotische Bakterien werden hauptsächlich Laktobazillen und Bifidobakterien eingesetzt. Probiotika sind bei der Behandlung von Durchfallerkrankungen und Reizdarmsyndrom sowie zur Vorbeugung von antibiotikabedingtem Durchfall gut. Für diese Zwecke müssen täglich 10^6 bis 10^9 lebende Keime des probiotischen Stammes zugeführt werden, auch ist der Erfolg sehr vom verwendeten Bakterienstamm abhängig.

Gut zu wissen

Eine Therapie mit Antibiotika sollte natürlich nicht leichtfertig verordnet werden, sie sollte jedoch vom Patienten auch nicht prinzipiell abgelehnt werden, da oft nur mit ihrer Hilfe ernsthafte Komplikationen vermieden werden können. Antibiotika können die Vielzahl der Bakterien im Darm und die Bakterienzahl mindern. Deshalb sollte während einer Antibiotikatherapie und noch eine Woche darüber hinaus eine Kur mit einem Probiotikum (z. B. Actimel, Yakkult, teils auch laktosefrei erhältlich) durchgeführt werden (auch bei Kindern). Und – da wahrscheinlich die Ernährung den größten Einfluss auf die Darmflora hat – gilt auch während und nach Antibiotikatherapie: „Vegetarisch ist mehr"!

Vitamin C

Vitamin C stabilisiert die Darmbarriere und beschleunigt den Histaminabbau – wichtig für Menschen mit Leaky Gut, chronisch-entzündlicher Darmerkrankung oder Histaminintoleranz. Die biologische Verfügbarkeit des Vitamin C ist über die Mundschleimhaut deutlich besser als über die Dünndarmschleimhaut. Besorgen Sie sich deshalb Vitamin-C-Pulver aus einem Drogeriemarkt oder der Apotheke und lassen Sie nach einer histaminreicheren Mahlzeit davon ¼ Teelöffel, gemischt mit ¼ TL Zucker, im Mund zergehen – so gelangt Vitamin C ganz schnell in ihr Blut. Zwar gibt es auch Vitamin-C-Kautabletten oder Lutschpastillen, allerdings nur in Kombination mit zahlreichen weiteren Inhaltsstoffen bis hin zu Gelborange und Chinolingelb. Diese beiden Farbstoffe können Hyperaktivität verursachen.

!

Vitamin C stabilisiert die Schleimhaut unseres Verdauungstraktes und fördert den Histaminabbau.

Vorsicht Falle

Liegt bei Ihnen keine Fruktosemalabsorption vor, dann dürfen Sie Fruchtzucker in seiner natürlichen Form (Obst, Gemüse, Honig) ohne Bedenken verzehren. Industriell mit Fruchtzucker angereicherte Produkte sollten Sie auf jeden Fall meiden, da Fruchtzucker im Verdacht steht, die Darmbarriere zu schädigen.

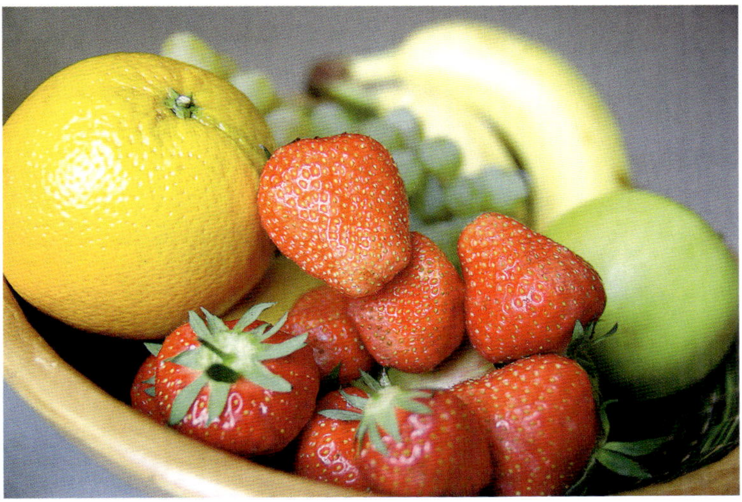

Liegt bei Ihnen keine Fruktosemalabsorption vor, dürfen Sie frisches Obst ohne Bedenken verzehren.

WEITERE SYNDROME

Bakterielle Überwucherung des Dünndarms

!

Alle Kohlenhydrate werden schon im Dünndarm von Bakterien zerlegt.

Der Dünndarm ist im Gegensatz zum Dickdarm nur gering mit Bakterien besiedelt. Besteht eine bakterielle Dünndarmüberwucherung, so werden alle Kohlenhydrate schon im Dünndarm von Bakterien zerlegt und es kommt ähnlich wie bei einer Kohlenhydratmalabsorption (wie z. B. bei Laktoseintoleranz, Fruktosemalabsorption) zu Darmblähungen, Bauchschmerzen, Diarrhö, Flatulenz. Häufiger betroffen sind Diabetiker, an Magen/Darm-Operierte, Menschen, die Immunsuppressiva (also Medikamente, die die Funktion des Immunsystems vermindern) oder Magensäureblocker (Protonenpumpenhemmer wie Pantozol, Omeprazol) einnehmen. Der H_2-Atemtest fällt für alle Kohlenhydrate positiv aus, ohne dass eine primäre Kohlenhydratintoleranz vorliegt.

Eine bakterielle Überwucherung und ihre Verlaufskontrolle nach antibiotischer Therapie kann anhand des H_2-Glukose-Atemtest vollzogen werden. Glukose (Traubenzucker) wird als Monosaccharid im oberen Dünndarm von Gesunden rasch und vollständig resorbiert. Treten unter Glukosebelastung Malabsorptionssymptome auf, so können diese Zeichen einer bakteriellen Überwucherung oder einer Glukosemalabsorption sein.

Intestinale Candidose

Eine Candidose entsteht durch Besiedlung mit Hefepilzen.

Eine Candidose entsteht durch Besiedlung mit Hefepilzen (meistens handelt es sich um Candida albicans). Kein Arzt würde die Möglichkeit einer Hautinfektion durch Candida, z. B. im Bereich von Hautfalten, im Windelbereich (Windeldermatitis), im Genitalbereich oder in der Mundhöhle (Mundsoor) bezweifeln. Auch hat sich herumgesprochen, dass Schwangere, Kinder, Übergewichtige, Diabetiker, Menschen mit Immundefekt, Cortison- oder Antibiotikatherapie besonders oft an diesen Hautpilzinfektionen leiden. Anders sieht es aus, wenn es um die Candida-Besiedlung der Darmschleimhaut geht.

Die mögliche Existenz einer solchen wird von vielen Ärzten ignoriert oder negiert. Mykologen (Pilzwissenschaftler) sprechen eine andere Sprache: Candida kann die Darmschleimhaut besiedeln, wobei der Dünndarm beste Lebensbedingungen bietet, denn hier verwertet Candida die Kohlenhydrate aus der Nahrung. Die Symptome, die entstehen können (aber nicht müssen), sind vielfältig, einige davon sind auch typisch (siehe Fragentest S. 116). Es wird ein Zusammenhang zwischen Candida-Besiedlung, erhöhter Darmwanddurchlässigkeit und Bahnung von Allergie und Intoleranz vermutet.

Da die Untersuchung von Stuhl (auf Candida) als auch die von Blut (auf Candida-Antikörper) unzuverlässig ist, wird zur Diagnose der intestinalen Candidose eine Darmschleimhautprobe benötigt. Behandelt wird sie mit Antimykotika, der Sanierung der Darmflora, vollwertiger Ernährung mit Meidung kurzkettiger Zucker (mit Ausnahme von Laktose in Milchprodukten) und Alkohol.

!

Bei Verdacht auf eine intestinale Candida-Infektion wenden Sie sich an einen Arzt Ihres Vertrauens oder an ein Institut für Mykologie.

➡ TESTPFAD CANDIDOSE

Überprüfen Sie in der folgenden Tabelle, wie viele der Symptome bei Ihnen vorliegen.

Symptom	Punkte
Heißhungerattacken auf Süßes	1
Alkoholunverträglichkeit	1
Heuschnupfen, Asthma, Neurodermitis	2
Blähungen	2
ständig wechselnde Stuhlqualität	3
Juckreiz im Afterbereich	3
Genitalmykose, Vaginalmykose	3
Nachweis von Candida albicans im Stuhl	3

nach Heizmann/Nolting

➡ Ab 7 Punkten besteht der Verdacht auf eine intestinale Candida-Infektion.

Mehrfachintoleranzen

Die hier beschriebenen Syndrome, Intoleranzen und Allergien bedingen und verstärken sich oft gegenseitig. Mehrfachintoleranzen sind deshalb nicht ungewöhnlich – aber verständlicherweise ungewöhnlich schwierig zu diagnostizieren und zu behandeln. Wenn Sie Kontakt mit Betroffenen aufnehmen (Blog-Adresse siehe S. 156), dann werden Sie viel darüber erfahren.

!

Mehrfachintoleranzen sind nicht ungewöhnlich.

Multiple Chemikaliensensitivität (MCS)

Die Rate der an MCS Erkrankten soll in Deutschland bis 0,5 Prozent betragen; in den USA, wo das MCS besonders intensiv erforscht wird, wird die Prävalenz mit 4 Prozent angegeben.

Für die Diagnose dieses Syndroms müssen u. a. folgende Kriterien erfüllt sein: Ungewöhnlich kleine Mengen mehrerer chemischer Substanzen (z. B. Rauch, Abgase, Benzin, Lösungsmittel, Parfümiertes, Kunststoffe, Pestizide) lösen unabhängig voneinander wiederholt und seit längerer Zeit Symptome aus, wobei mindestens zwei Organe betroffen sind. Die Symptome bleiben bei Meiden der verursachenden Stoffe aus – andere ursächliche Erkrankungen wurden ausgeschlossen.

Bislang nicht zur MCS gehörig – jedoch nicht weniger relevant – sind Unverträglichkeiten von Sulfit, Glutamat, Konservierungsmitteln, Farbstoffen, anderen Zusatzstoffen und Rückständen in unseren Nahrungsmitteln.

!

Noch vor 30 Jahren wurde darüber gestritten, ob die MCS eine toxische oder eine psychosomatische Erkrankung ist.

Sulfitintoleranz

Natriumsulfit (E 221, Salz der schwefligen Säure), ein Antioxidans und Konservierungsstoff, wird in großer Menge Wein, Sauerkraut, Trockenobst, Kartoffelpüreepulver sowie vielen weiteren Lebensmitteln und Medikamenten zugesetzt.

Für die meisten Menschen sind Sulfite unbedenklich, weil ein körpereigenes Enzym (Sulfitoxidase) für raschen Abbau sorgt. Bei

!

Auch Bioprodukte können Sulfit enthalten – wie etwa Bio-Wein.

Mangel an diesem Enzym können Übelkeit, Erbrechen, Durchfall, Kopfschmerzen, Urtikaria und Kreislaufreaktionen auftreten; bei Asthmatikern kann Sulfit einen Asthmaanfall auslösen. Die Diagnose der Sulfitintoleranz erfolgt durch einen Arzt mittels Provokationstest.

Glutamatunverträglichkeit

Für die Existenz des „China-Restaurant-Syndroms" konnte in Studien kein Beleg gefunden werden. Trotzdem sind Glutamate (E 621 bis 625) mit Vorsicht zu „genießen", hier die Schlagzeilen: Einzelne Menschen scheinen sensibel auf diese Geschmacksverstärker zu reagieren – Glutamat mindert den Geschmackssinn für natürliche Aromen – Glutamat regt den Appetit bedenklich an – Glutamat steuert Nervenzellen; bei Demenz ist seine Konzentration im Gehirn erhöht – Hefeextrakt enthält Glutamat, das nicht gekennzeichnet werden muss.

Farbstoffe

Chinolingelb E 104 und die Azofarbstoffe Allurarot E 129, Azorubin E 122, Gelborange E 110 und Tartrazin E 102 können nicht nur pseudoallergische Reaktionen auslösen, sondern stehen im Verdacht, Hyperaktivität bei Kindern zu fördern. Seitdem eine englische Studie diesen möglichen Zusammenhang herstellen konnte, müssen Produkte, die einen dieser Farbstoffe enthalten, den Hinweis enthalten: „Kann Aktivität und Aufmerksamkeit bei Kindern beeinträchtigen".

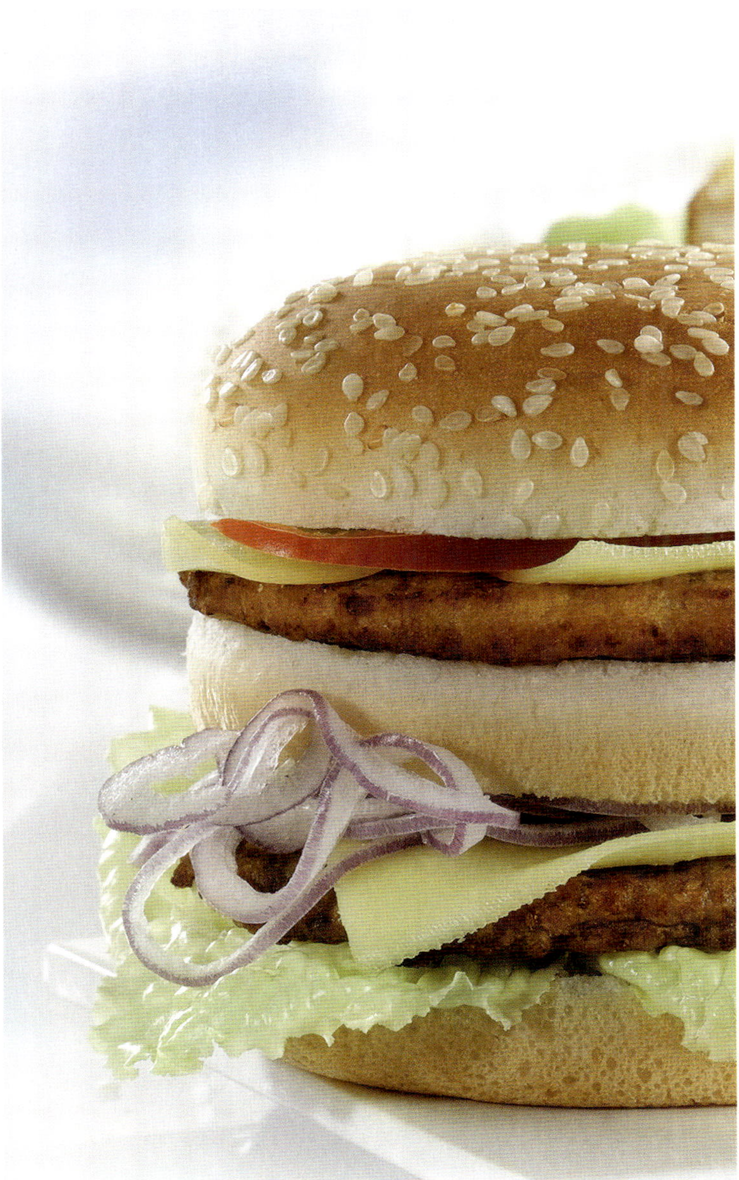

Besonders bei industriell verarbeiteten Produkten ist der Zusatz von Geschmacksverstärkern, Farbstoffen & Co. oft nicht leicht erkennbar.

!

Depression (lat. = Niedergedrücktheit)

Depressive Störungen

Depressive Störungen haben in den letzten Jahrzehnten deutlich zugenommen, u. a. aufgrund veränderter Familienstrukturen und Leistungsanforderungen in Beruf und Freizeit. Mit einer Häufigkeit von bis zu sieben Prozent gehören sie heute zu den häufigsten Erkrankungen. Man geht davon aus, dass bei einer Depression die für die Nervenkommunikation erforderlichen Botenstoffe aus der Balance geraten sind.

!

Hauptsymptome einer Depression sind Niedergestimmtheit, Freud- und Interesselosigkeit, Antriebslosigkeit.

Eine Depression ist wahrscheinlich, wenn die Hauptsymptome depressive Niedergestimmtheit, Freud- und Interesselosigkeit und Antriebsmangel mindestens zwei Wochen lang fast durchgängig vorhanden sind. Bei einer somatisierten Depression sind diese Symptome teilweise maskiert, es dominieren dann körperliche Symptome mit großer Vielfalt, z. B. Kopfschmerzen, Rückenschmerzen, Bauchbeschwerden, Appetitstörungen. Wenn bei chronisch körperlichen Beschwerden körperliche Ursachen zuverlässig ausgeschlossen wurden, dann sollte das Vorliegen einer Depression in Betracht gezogen werden.

➡ TESTPFAD DEPRESSION

Beantworten Sie auf der Homepage der Deutschen Depressionshilfe die Fragen zum Selbsttest (Sie finden ihn auf www.deutsche-depressionshilfe.de in der Rubrik Wissen). Rät die Testauswertung zu einer Abklärung, so scheuen Sie sich nicht, diesem Rat zu folgen und Hilfe bei Ihrem Hausarzt, einem Arzt für Psychiatrie oder einem Psychologen zu suchen.

Wichtige Säulen in der Therapie einer Depression sind Medikamente, die für eine Anreicherung von Botenstoffen zwischen den Nervenzellen sorgen (Antidepressiva) und Psychotherapie. Unterstützend wirken Ausdauersport, Entspannungsverfahren und eine vegetarische Ernährung (mit Verminderung der Eiweißzufuhr und Erhöhung des Rohkostanteils).

!

„Geh du voran", sagte die Seele zum Körper, „auf mich hört er nicht". „Ich werde krank werden", antwortete der Körper, „dann wird er Zeit für dich haben".

Gute-Laune-Müsli

Gute Laune wird im Gehirn geboren, wo aus der Aminosäure Tryptophan der Nervenbotenstoff Serotonin entsteht. Amaranth- und Quinoamehl im Gute-Laune-Müsli (Rezept S. 129) sorgen auf optimale Weise für eine Extraportion Tryptophan.

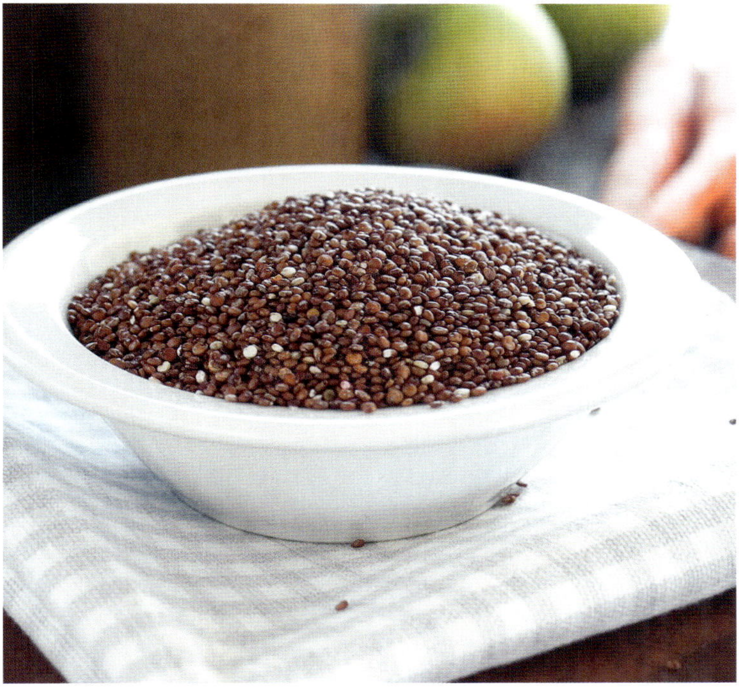

Quinoakörner enthalten wertvolle Mineralstoffe und liefern eine Extraportion Tryptophan.

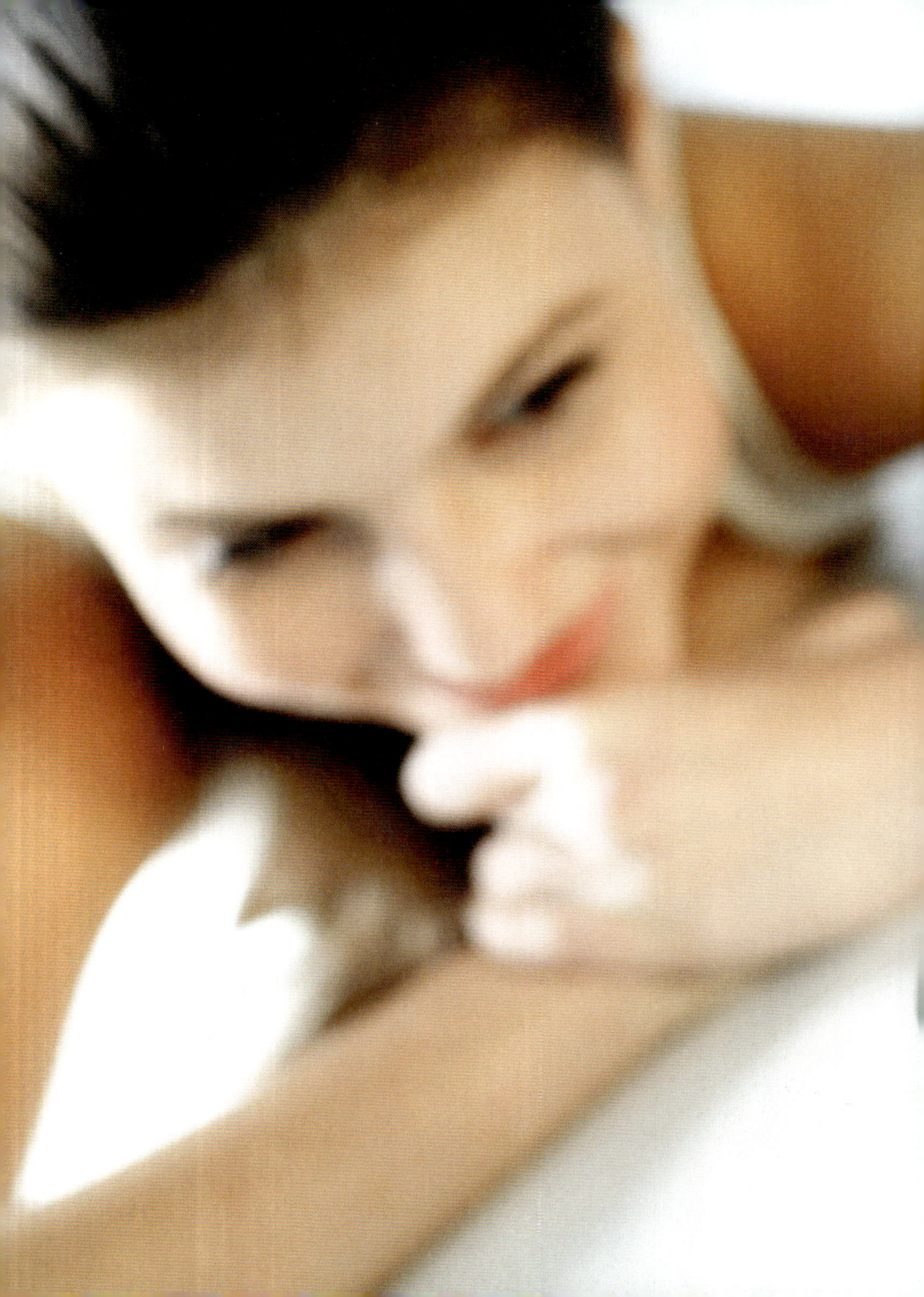

REZEPTTEIL

Alle Rezepte eignen sich für die Zubereitung bei Laktoseintoleranz (LI), intestinaler Fruktoseintoleranz (IFI), Histaminintoleranz (HI) sowie oft auch bei einer Mehrfachkombination dieser Intoleranzen. Die Rezepte dienen Ihnen als Richtlinie, da die Verträglichkeit bei den genannten Intoleranzen so bemerkenswert unterschiedlich und individuell ausgeprägt sein kann, dass sich jeder selbst an seine Toleranzschwellen herantasten muss. Dabei werden Ihnen die Rezepte und das Ernährungstagebuch, das Sie führen sollten, eine große Hilfe sein.

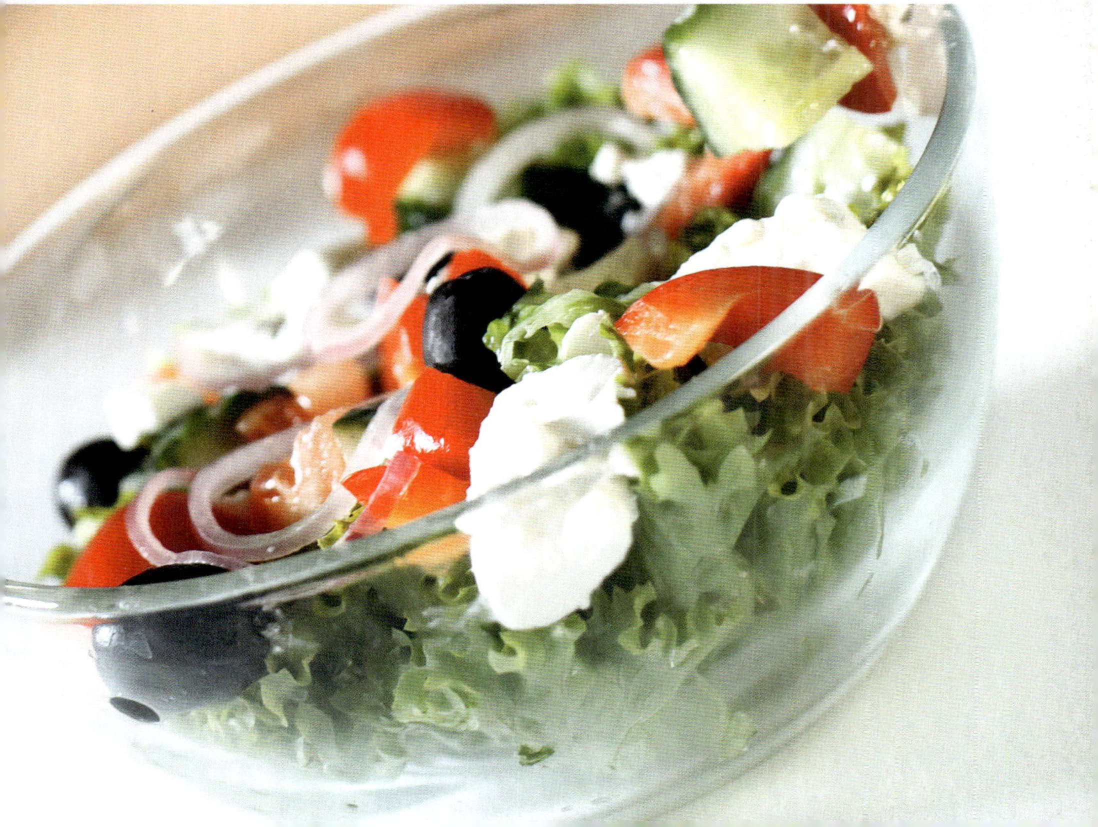

!

„Perfektion ist nicht dann erreicht, wenn man nichts mehr hinzufügen, sondern wenn man nichts mehr weglassen kann." Antoine de Saint-Exupéry

Anmerkungen zu den Rezepten

- Alle Rezepte kommen in der Regel mit wenigen Zutaten aus. Sie sind frisch, aber ganz einfach umzusetzen.
- Ihrer Gesundheit zuliebe sind sie vegetarisch. Falls Sie nicht auf eine Fleischbeilage verzichten möchten, können sie sich diese unter Berücksichtigung der Empfehlungen, die in diesem Buch zu Ihrer Intoleranz gegeben werden, zubereiten. Wählen Sie dann am besten Bioprodukte – und immer ganz frisch!
- Eiersatz: Zum Binden von Suppen oder Soßen eignet sich als Ersatz für ein Ei 1 EL Sojavollmehl, verrührt mit 2 EL Wasser, oder Eiersatz aus dem Reformhaus (z. B. von Pauly).
- Gemüsebrühe: Verwenden Sie ein hefe- und glutamatfreies Gemüsebrühepulver (Bioladen, Reformhaus), das ist besonders für Histaminintolerante wichtig.
- Kartoffelmehl: Mit Kartoffelmehl (= Kartoffelstärke) können Sie Suppen und Soßen binden. Es muss in die kalte Flüssigkeit eingerührt werden, damit es nicht klumpt. Alternativ könnten Sie auch Maisstärke verwenden. Dosierungsempfehlung für das Produkt beachten!
- Dinkelmehl: Da manche Histaminintolerante, Rheumatiker und Menschen mit Leaky-Gut-Syndrom berichten, dass sie Dinkelmehl besser als Weizenmehl vertragen, wird in den Rezepten Dinkelmehl Type 630 bzw. Dinkelvollkornmehl verwendet. Bei Verträglichkeit kann es durch Weizenmehl Type 450 bzw. Weizenvollkornmehl ersetzt werden.
- Essig: Da Histaminintolerante nicht jeden Essig vertragen, wird in den Rezepten weißer Balsamicoessig verwendet. Er rundet so manches Gericht erst richtig ab.
- Gemüse: Die Mengenangaben gelten, sofern nicht anders vermerkt, für das fertig geschälte bzw. geputzte Gemüse.
- Tabellen: Die Tabellen in den Rezepten zeigen Ihnen eine zum Rezept passende Auswahl an möglichen Zutaten, geordnet

nach LI, IFI und HI. Hier können Obst, Gemüse, Garnitur oder z. B. eine Verfeinerung aufgeführt sein. Es handelt sich um Beispiele, die Sie entsprechend Ihrer individuellen Verträglichkeit begrenzen oder erweitern sollten.

- Verfeinerung steht als Sammelbegriff für Mascarpone, Crème fraîche, Frischkäse der Doppelrahmstufe, Sahne, Schmand, Sojasahne, saure Sahne, 10%ige Kondensmilch, Milch. Gut zu wissen ist, dass der Fettgehalt der Verfeinerungen in gleicher Reihenfolge abnimmt, Mascarpone also den höchsten Fettanteil hat.
- Für Laktoseintolerante werden in den Rezepten handelsüblicher Feta und Mozzarella aus dem Mittelmeerrraum angegeben, da sie in der Regel laktosearm sind. Alternativ finden Sie im gut sortierten Supermarkt spezielle laktosearme Sorten.
- Nährwerte: Die Nährwerte gelten für die jeweilige Verfeinerung mit dem höchsten Fettgehalt. Variationen sind nicht berücksichtigt.

!

LI = Laktoseintoleranz;
IFI = intestinale Fruktoseintoleranz;
HI = Histaminintoleranz

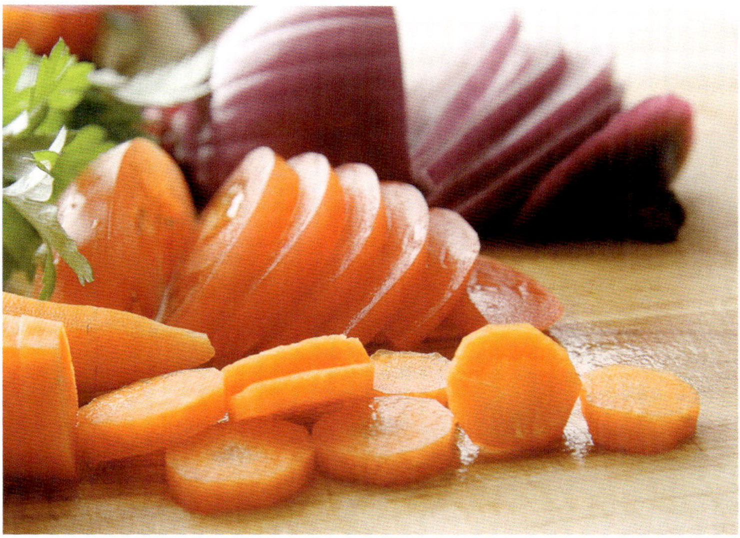

Sofern nicht anders vermerkt beziehen sich die Mengenangaben der Rezepte auf küchenfertig geputztes Gemüse.

BROT, TEIG & CO

Gewürztes Butterschmalz

Zutaten
Ghee aus 250 g Butter (Rezept S. 25)
1 kleine Zwiebel (fein gewürfelt)
1 TL Majoran

Zubereitung
1. 2 EL von dem Ghee erhitzen, Zwiebel und Majoran darin weich dünsten, dann diese Mischung zum übrigen Ghee geben, mischen, abkühlen lassen und erneut mischen.
2. In ein Schraubglas füllen und im Kühlschrank aufbewahren. 30 Minuten vor Gebrauch aus dem Kühlschrank nehmen, damit es streichfähiger wird.

Tipp: Lecker auf Toastbrot.

Dinkelbrot

pro Scheibe: 70 kcal, 2 g E, <1 g F, 14 g K, 1 g B

Zutaten für etwa 25 Scheiben
350 g Dinkelmehl Type 630
150 g Dinkelvollkornmehl
1 Tütchen Bio-Weinstein-Backpulver
1½ TL Salz
400 ml Wasser
1 TL Palm- oder Kokosfett für die Form

Zubereitung
1. Mehlsorten und Backpulver mischen, dann Salz und Wasser unterrühren. Den Teigklumpen auf eine bemehlte Arbeitsfläche kippen und so lange kneten, bis er kaum noch klebt und schön elastisch ist.
2. Eine kleine Kastenform mit dem Palm- oder Kokosfett einfetten, den Teig hineinlegen und die Oberfläche rautenförmig einschneiden.
3. Den Backofen auf 200 °C Ober- und Unterhitze vorheizen (der Teig soll solange in der Form bei Raumtemperatur ruhen). Wenn 200 °C erreicht sind, das Brot 40 Minuten backen. Danach 10 Minuten in der Form abkühlen lassen, auf ein Gitter stürzen und ganz auskühlen lassen.

Tipp: Auch lecker als Toastbrot.

Empanadas
(Teigtaschen nach griechischer Art)

pro Stück: 281 kcal, 7 g E, 19 g F, 21 g K, 3 g B

Zutaten für 10 Stück

2 EL Olivenöl
1 Zwiebel (klein gewürfelt)
1 Knoblauchzehe (zerdrückt)
Gemüse (in Scheiben oder Würfeln)
½ TL Salz
½ TL getrockneter Thymian
½ TL getrocknetes Basilikum
50 g würzige Samen
50 g Feta (klein gewürfelt)
300 g Dinkelmehl Type 630
100 ml Wasser
100 ml Olivenöl
50 g Margarine
¾ TL Salz
Backpapier
1 Eiweiß
1 Eigelb

Zubereitung

1. Für die Füllung Zwiebel und Knoblauch im Öl anbraten, Gemüse und Gewürze zugeben, erst im geschlossenen Topf köcheln, bis die Pilze Flüssigkeit gezogen haben, dann im offenen Topf weiter köcheln, bis die Flüssigkeit verdampft ist. Die Champignons etwas abkühlen lassen und dann Samen und Feta unterrühren.

2. Aus den Zutaten von Mehl bis Salz einen Teig kneten und ca. 3 mm dick ausrollen. Kreise von ca. 12 bis 15 cm Durchmesser ausstechen und auf ein mit Backpapier ausgelegtes Backblech legen.

3. Die Füllung auf den Teigscheiben verteilen, die Ränder mit Eiweiß bestreichen, zusammenklappen und die Ränder gut andrücken. Die Oberfläche mit Eigelb bestreichen.

4. Ca. 30 Minuten bei 180 °C Heißluft (nicht vorgeheizt) backen.

Tipp: Dazu schmeckt ein Rohkostsalat.

Empanadas: Beispiel für mögliche Zutatenauswahl

Lebensmittel	Laktoseintoleranz	Intestinale Fruktoseintoleranz	Histaminintoleranz
Gemüse	freie Wahl	500 g frische Champignons	400 g Zucchini
Samen	freie Wahl	schwarze Oliven	geröstete Sonnenblumenkerne
Feta	Feta, ggf. laktosefrei	Feta	Feta

Gemüsekuchen

pro Stück: ca. 219 kcal, 7 g E, 13 g F, 19 g K, 3 g B

Zutaten für 1 Springform (8 Stücke)

150 ml Buttermilch (LI: Joghurt, ggf. laktosefrei)
4 EL Olivenöl
200 g Dinkelvollkornmehl
½ TL Salz
1 gestrichener TL Bio-Weinstein-Backpulver
300 g Gemüse (oder zwei Sorten à 200 g + 100 g)
100 g Schmand (LI: Ricotta, laktosefreier Schmand)
1 Ei
1 TL getrockneter Thymian
100 g Ziegenschnittkäse oder Mozzarella
1 TL Olivenöl für die Springform

Zubereitung

1. Für den Teig die Zutaten bis einschließlich Backpulver der Reihe nach verrühren, dann kneten und 30 Minuten abgedeckt im Kühlschrank ruhen lassen. Währenddessen das Gemüse dämpfen, gut abtropfen lassen bzw. etwas ausdrücken. Schmand, Ei und Thymian verschlagen.
2. Den Teig auf leicht bemehlter Arbeitsfläche ausrollen, in die Springform legen und am Rand daumenbreit hochziehen. Erst Gemüse, dann die Schmand-Ei-Mischung und anschließend Käse darauf verteilen.
3. Etwa 25 Minuten bei 200 °C Heißluft (ohne Vorheizen) backen.

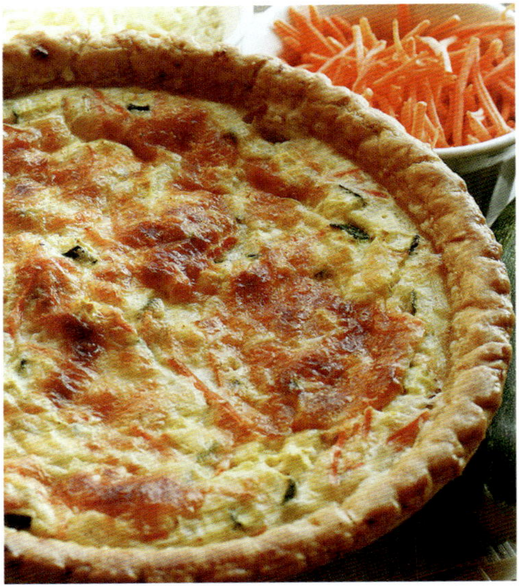

Gemüsekuchen: Beispiel für mögliche Zutatenauswahl

Lebensmittel	Laktoseintoleranz	Intestinale Fruktoseintoleranz	Histaminintoleranz
Gemüse	freie Wahl	Brokkoli, Rote Bete, Hokkaidokürbis, Porree + Champignons	Brokkoli, Rote Bete, Mangold + rote Paprika, Porree + Champignons

Gemüsedip

pro 100 g: 164 kcal, 8 g E, 13 g F, 1 g K, 3 g B

Zutaten für ca. 500 g

250 g Magerquark
100 g Crème fraîche (LI: laktosefreier Schmand)
100 g Schmand (LI: laktosefreier Schmand)
50 g Möhre (grob geraspelt)
50 g Lauchzwiebeln (in Ringen, mit dem Grün)
1–2 Knoblauchzehen (zerdrückt)
½ TL Salz

Zubereitung

Alle Zutaten miteinander verrühren.

Tipp: Schmeckt lecker mit Baguette.

Gute-Laune-Müsli

pro Portion: ca. 213 kcal, 8 g E, 9 g F, 34 g K, 3 g B

Zutaten für 1 Portion

3 EL Haferflocken (30 g)
1 EL gemahlener Quinoa oder Amaranth
1 EL gehackte Nüsse (HI: Mandelstifte)
1 EL Zucker (IFI: evtl. Traubenzucker)
100 ml Milch 1,5% Fett (LI: Haferdrink)
50 g Obst (IFI: Banane, Mandarine, bei Verwendung von Traubenzucker evtl. Apfel, Birne)

Zubereitung

Alle Zutaten mischen und 15 Minuten quellen lassen.

Tipps: Jeden Morgen eine Portion Gute-Laune-Müsli und Sie sind fit für den Tag. Amaranth und Quinoa sind gut bekömmlich und versorgen Sie für 24 Stunden optimal mit Tryptophan, aus dem im Körper das „Glückshormon" Serotonin entsteht. Quinoa und Amaranth können Sie in Reformhaus oder Bioladen mahlen lassen.

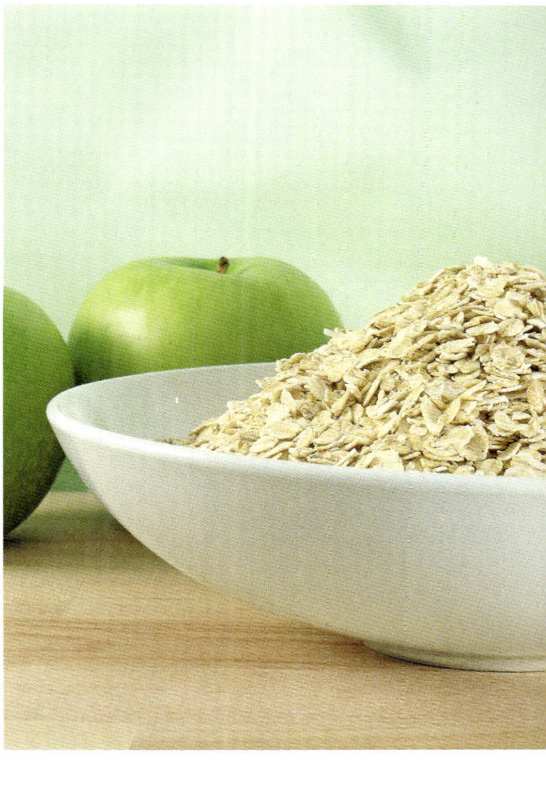

Gemüsebaguette

pro Stück: 418 kcal, 20 g E, 26 g F, 30 g K, 6 g B

Zutaten für 4 Stück

2 EL Olivenöl
1 Zwiebel (klein gewürfelt)
1 Knoblauchzehe (zerdrückt)
450–500 g Gemüse
1 TL getrockneter Thymian
½ TL Salz
200 g Verfeinerung
1 TL Kartoffelstärke, verrührt mit 1 EL Wasser
2 EL TK-Petersilie
2 Baguettes zum Aufbacken (300 g)
100 g Käse (gerieben)

Zubereitung

1. Zwiebel und Knoblauch im Öl anschwitzen, Champignons (oder die anderen Gemüsesorten), Thymian und Salz zugeben und im offenen Topf köcheln, bis die Pilze zusammengefallen sind und evtl. entstehende Flüssigkeit wieder verdampft ist.

2. Schmand, Kartoffelstärke und Petersilie verrühren, zugeben und kurz miterhitzen.

3. Die Baguettes aufschneiden, die Creme darauf verteilen und mit dem Käse bestreuen.

4. Ca. 15 bis 20 Minuten bei 200 °C Heißluft (nicht vorgeheizt) backen.

Tipps: Braune Champignons (Egerlinge) haben das bessere Aroma. Sie können alternativ 6 Brötchen zum Aufbacken nehmen (ergibt 12 Stück). Dazu schmeckt ein Rohkostsalat.

Gemüsebaguette: Beispiel für mögliche Zutatenauswahl

Lebensmittel	Laktoseintoleranz	Intestinale Fruktoseintoleranz	Histaminintoleranz
Gemüse	freie Wahl	500 g frische Champignons	300 g Zucchini + 1 rote Paprika
Verfeinerung	Ricotta, laktosefreier Schmand	freie Wahl	Schmand
Käse	Parmesan	freie Wahl	Mozzarella

VORSPEISEN UND SUPPEN

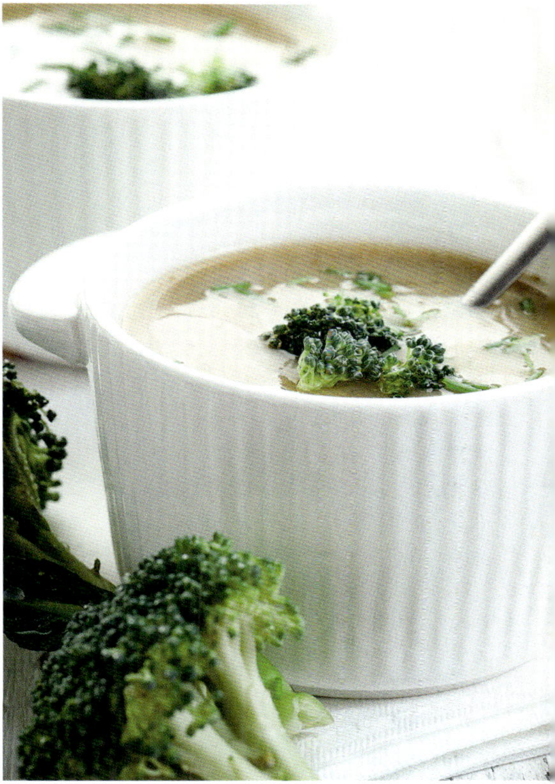

Gemüsecremesuppe

pro Person: 296 kcal, 6 g E, 19 g F, 25 g K, 6 g B

Zutaten für 2 Personen

2 EL Olivenöl
1 Zwiebel (gewürfelt)
500 ml hefefreie Gemüsebrühe
300 g Gemüse (klein geschnitten)
200 g Kartoffeln (klein gewürfelt)
½ TL Kurkuma oder Muskat
50 ml Verfeinerung

Zubereitung

1. Die Zwiebel im Öl anschwitzen.
2. Gemüsebrühe, Gemüse, Kartoffeln und Kurkuma oder Muskat zugeben und 20 Minuten im geschlossenen Topf köcheln lassen. Verfeinerung zugeben und die Suppe pürieren.

Gemüsecremesuppe: Beispiel für mögliche Zutatenauswahl

Lebensmittel	Laktoseintoleranz	Intestinale Fruktoseintoleranz	Histaminintoleranz
Gemüse	freie Wahl	Blumenkohl, Brokkoli, Fenchel, Kürbis, Pastinake	Blumenkohl, Brokkoli, Fenchel, Kürbis, Möhre, Pastinake
Verfeinerung	laktosefreie Sahne, laktosefreier Frischkäse, Ricotta, Sojasahne	10%ige Kondensmilch, Sahne, Ricotta, Sojasahne	Ricotta, Sahne

Gazpacho
(spanische Gemüsekaltschale)

pro Person: 300 kcal, 11 g E, 18 g F, 21 g K, 7 g B

Zutaten für 2 Personen

300 g Salatgurke (klein gewürfelt)
200 g grüne Paprika (klein gewürfelt)
100 g Blattspinat (HI: Mangold)
50 g TK-Petersilie
50 g TK-Basilikum
200 ml Wasser
50 g Vollkorntoast (ungetoastet, zerbröselt)
½ Zwiebel (klein gewürfelt)
1 Knoblauchzehe (zerdrückt)
2 EL Olivenöl
1 EL weißer Balsamicoessig
1 TL Gemüsebrühepulver (hefefrei)
¼ TL Salz
2 hart gekochte Eier oder 20 g gehobelte geröstete Mandeln

Zubereitung

1. Salatgurke und Paprika mischen, 100 g davon zur späteren Dekoration beiseite stellen.

2. Den Rest mit den Zutaten bis einschließlich Salz pürieren und für mindestens 4 Stunden (bis 24 Stunden) in den Kühlschrank stellen.

3. Die kalte Suppe auf 2 Teller verteilen. Die Eier pellen, im Eierschneider einmal längs und einmal quer stifteln und auf den Außenrändern der Suppe verteilen (oder die gehobelten Mandeln). Auf die Mitte die zur Dekoration aufgehobenen Gurken- und Paprikawürfel streuen.

Tipp: Servieren Sie getoastetes Brot oder warmes Baguette zur Suppe.

Mango-Caprese

pro Person: 398 kcal, 14 g E, 28 g F, 22 g K, 3 g B

Zutaten für 4 Personen

50 g Pinien- oder Pistazienkerne
500 g Mango (in Scheiben)
250 g Mozzarella (in Scheiben)
200 ml Basismarinade (Rezept S. 135, doppelte Menge, ohne Kräuter, mit Knoblauch)
12 Basilikumblätter

Zubereitung

Die Pinienkerne ohne Fettzugabe in einer beschichteten Pfanne rösten. Mango auf einem Tortenteller auslegen, den Mozzarella darauf legen, dann die Marinade darauf verteilen und mit Basilikum und Pinienkernen bestreuen.

Tipps: Dazu passt Baguette oder Ciabatta. Herzhafte Variante: Mango durch frisch gedämpfte Rote Bete, Mozzarella durch Feta, Basilikum durch Schnittlauch ersetzen, Pinienkerne weglassen.

Linsensuppe
(Shurit ads, ägyptisch)

pro Person: 382 kcal, 23 g E, 16 g F, 34 g K, 8 g B

Zutaten für 2 Personen

600 ml Wasser
2 TL Gemüsebrühpulver (hefefrei)
1 Knoblauchzehe (zerdrückt)
¼ TL Kurkuma
¼ TL Kumin (Kreuzkümmel)
100 g Kartoffeln (daumendick gewürfelt)
100 g getrocknete rote Linsen
20 g gemahlene Mandeln
1 EL weißer Balsamicoessig
100 g Feta (gewürfelt) (LI: laktosefreier Feta oder gebratene Naturtofuwürfel)
2 EL TK-Schnittlauch oder -Petersilie

Zubereitung

Die Zutaten bis einschließlich Kumin aufkochen, Kartoffeln und Linsen zugeben und ca. 15 Minuten im geschlossenen Topf köcheln. Dann mit einem Schneebesen die Mandeln und weiter mit einem Rührlöffel die übrigen Zutaten untermischen und kurz mit erhitzen.

Rohkostteller

pro Person: 486 kcal, 16 g E, 29 g F, 41 g K, 8 g B

Zutaten für 2 Personen

1 gelbe Paprika
100 g Feta
2 Baguettebrötchen zum Aufbacken
50 g Rucola
200 g Rettich
2 EL Schnittlauch
10 Scheiben Salatgurke
100 ml Basismarinade (Rezept S. 135, mit Knoblauch, ohne Kräuter)

Zubereitung

1. Die Paprika in zwei Hälften schneiden, putzen und auf ein Backblech legen. 50 g vom Feta in den Paprikahälften verteilen und 15 bis 20 Minuten bei 200 °C Heißluft backen (untere Schiene, ohne Vorheizen), während der letzten 10 Minuten die Baguettebrötchen dazulegen.

2. Den Rucola auf zwei flachen Tellern ausbreiten. Den Rettich grob raspeln, mit der Hälfte der Marinade, dem restlichen Feta und mit dem Schnittlauch mischen und in die Mitte des Tellers geben. Auf eine Seite die Salatgurkenscheiben und auf die andere Seite die heißen Paprika dekorieren und mit der restlichen Marinade beträufeln.

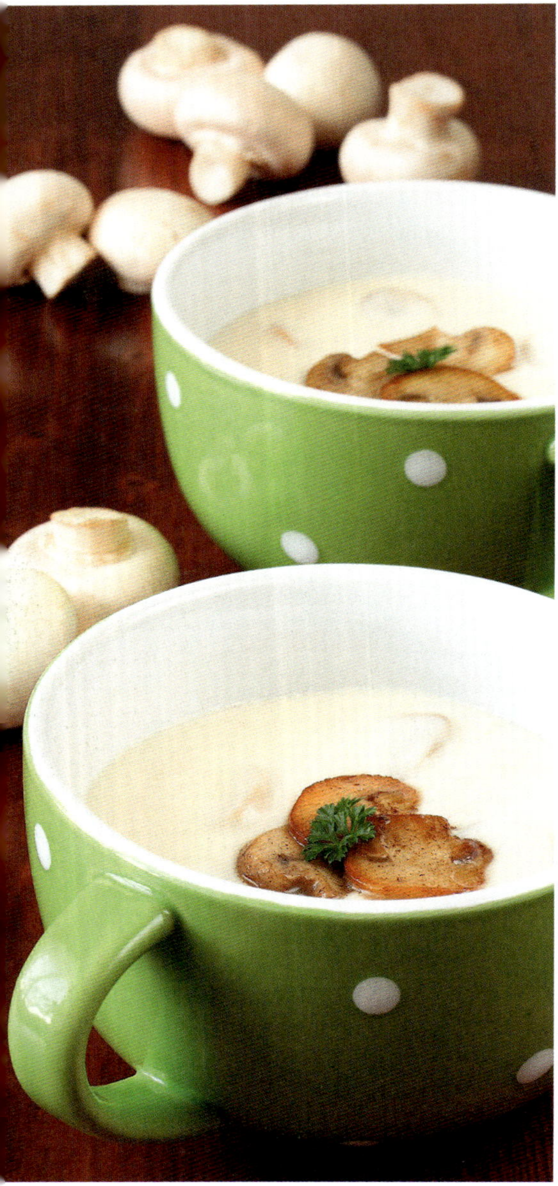

Sahnesüppchen

pro Person: 230 kcal, 3 g E, 22 g F, 5 g K, 3 g B

Zutaten für 2 Personen

1 EL Olivenöl
1 große Zwiebel (klein gewürfelt)
500 ml Gemüsebrühe
100 ml Sahne (LI: laktosefreie Sahne oder Sojasahne)
25 g TK-Kräuter (6-Kräuter-Mischung, Basilikum oder Dill)
1 EL Kartoffelmehl, verrührt mit 1 EL Wasser
250 g frische Champignons (in Scheiben)

Zubereitung

Die Zwiebel im Öl etwas bräunen. Die übrigen Zutaten zugeben und einige Minuten im geschlossenen Topf köcheln.

SALATE UND SOSSEN

Basismarinade

pro 100 ml: 325 kcal, <1 g E, 30 g F, 13 g K, <1 g B

Zutaten für 100 ml

3 EL Olivenöl
2 EL weißer Balsamicoessig
2 EL Wasser
1 EL Ahornsirup oder Honig (IFI: 1 EL Wasser + 1 TL Traubenzucker)
½ TL Salz
2 EL Kräuter (frisch oder TK)
evtl. 1 Knoblauchzehe (zerdrückt)

Zubereitung

Alle Zutaten gut verschlagen.

Tipp: Für die Variante als Joghurtdressing 2 EL Joghurt (LI: laktosefrei) zugeben.

Rohkostsalat

Tipp: Fetawürfel unter die Möhren- oder Rettichrohkost mischen.

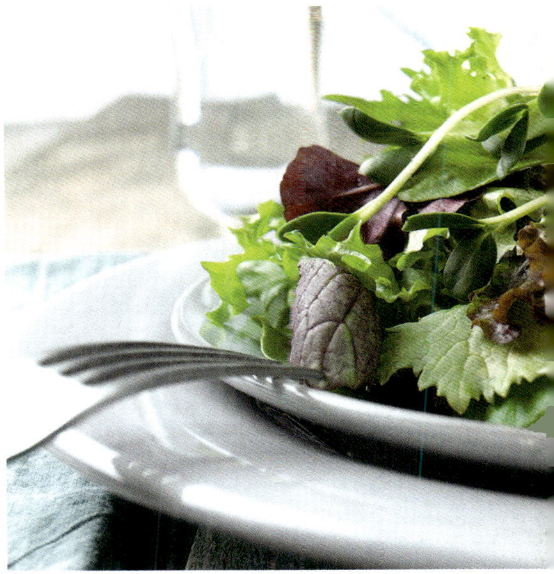

Rohkostsalat: Beispiel für mögliche Zutatenauswahl

Lebensmittel	Laktoseintoleranz	Intestinale Fruktoseintoleranz	Histaminintoleranz
100 ml Basismarinade reichen für 400 g Rohkost	freie Wahl, auch Tomate	Feldsalat, Radieschen, Rettich, Kopfsalat	Feldsalat, Kohlrabi, Kopfsalat, Möhre, Radieschen, Weißkohl

Blaubeersoße

pro Person: 94 kcal, 1 g E, 5 g F, 10 g K, 3 g B

Zutaten für 4 Personen

100 ml Wasser
1 TL abgeriebene Schale einer Biolimette
(HI: 1 EL weißer Balsamicoessig)
1 gestrichener TL Ingwerpulver
1 TL Kartoffelstärke, verrührt mit 1 EL Wasser
200 g Blaubeeren (frisch oder TK)
100 g Rote Bete (klein gewürfelt, gedämpft und abgetropft)
2 EL Olivenöl
1 EL Honig oder Ahornsirup
(IFI: 1 EL Sauerkirschmarmelade)
1 EL Zuckerrübensirup
(IFI: 1 EL Traubenzucker + 1 EL Wasser)

Zubereitung

1. Zutaten bis einschließlich Stärke mit einem Schneebesen mischen, die Blaubeeren zugeben, 1–2 Minuten köcheln, etwas abkühlen lassen und dann die übrigen Zutaten unterrühren.

2. Die Soße einen Tag im Kühlschrank ziehen lassen und kühl servieren.

Tipp: Die Soße passt zu Schupfnudeln, Kartoffelklößen und zu Vanilleeis.

Kartoffelsalat

pro Person: 426 kcal, 16 g E, 19 g F, 48 g K, 6 g B

Zutaten für 2 Personen

600–650 g Pellkartoffeln (Rohgewicht 800 g)
200 g Salatgurke
1 kleine Zwiebel (gewürfelt)
1 TL hefefreies Gemüsebrühpulver
150 ml heißes Wasser
100 ml Basismarinade (Rezept S. 135, Ahornsirup durch weißen Balsamicoessig ersetzen)
100 g Feta

Zubereitung

1. Kartoffeln kochen, etwas abkühlen lassen und dann pellen. Salatgurke grob raspeln und in einem Sieb abtropfen lassen. Zwiebel, Gemüsebrühe, Wasser und Basismarinade verrühren.

2. Die noch warmen Kartoffeln in Scheiben schneiden, mit der Marinade mischen und 15 bis 20 Minuten ziehen lassen. Salatgurke und Feta kurz vor dem Servieren unterheben.

Mariniertes Gemüse

pro Person: ca. 189 kcal, 8 g E, 13 g F, 9 g K, 6 g B

Zutaten für 3 Personen

500 g Gemüse (grob gewürfelt)
100 g Radieschen (klein gewürfelt)
2 EL Schnittlauch oder Kresse
30 g geriebener Parmesan oder geröstete Pinienkerne
100 ml Basismarinade (Rezept S. 135, Wasser durch Gemüsesud ersetzen)

Zubereitung

Das Gemüse bissfest dämpfen und in einer flachen Form verteilen. Radieschenwürfel, Schnittlauch oder Kresse und Parmesan bzw. Pinienkerne darüberstreuen. Die Basismarinade darübergeben.

Tipp: Das marinierte Gemüse schmeckt warm oder kalt. Dazu passen ein gekochtes Ei, Pellkartoffeln, Baguette oder Dinkeltoastbrot (Rezept S. 126).

Kräutercremesoße

pro 100 ml: 78 kcal, < 1 g E, 7 g F, 4 g K, <1 g B

Zutaten für 500 ml

400 ml Wasser
100 ml Sahne (LI: laktosefreie Sahne oder Sojasahne)
1 EL weißer Balsamicoessig
2 TL hefefreies Gemüsebrühpulver
¼ TL Kurkuma oder Safran
15 g Kartoffelmehl (Kartoffelstärke)
25 g TK-Kräuter (6-Kräuter-Mischung oder Dill)

Zubereitung

Zutaten von Wasser bis Kartoffelmehl kalt mit einem Schneebesen verschlagen, dann unter Rühren aufkochen, zum Schluss die Kräuter zugeben.

Tipp: Kohlrabi oder Blumenkohl bissfest dämpfen und in der Soße servieren.

Mariniertes Gemüse: Beispiel für mögliche Zutatenauswahl

Lebensmittel	Laktoseintoleranz	Intestinale Fruktoseintoleranz	Histaminintoleranz
Gemüse	freie Wahl	Blumenkohl, Schwarzwurzel, Champignons, Tomaten, Zucchini	grüne Bohnen, Brokkoli, Kohlrabi (sofern verträglich), Paprika, Spargel, Zucchini

Italienischer Nudelsalat

pro Person: 488 kcal, 20 g E, 23 g F, 49 g K, 1 g B

Zutaten für 2 Personen

125 g Hörnchennudeln oder Gabelspaghetti
2 EL Olivenöl
1 EL Essig
1 Knoblauchzehe (zerdrückt)
½ TL Salz
25 g TK-Kräuter
150 g Gemüse (gewürfelt)
125 g Käse (gewürfelt)

Zubereitung

1. Die Nudeln kochen und abtropfen lassen.
2. Öl, Essig, Knoblauch und Salz zu einem Dressing verschlagen und alle Zutaten unterheben.

Paprika-Mais-Salat

pro Person: 312 kcal, 7 g E, 13 g F, 42 g K, 10 g B

Zutaten für 3 Personen

100 ml Basismarinade (Rezept S. 135, mit Joghurt und TK-6-Kräuter-Mischung oder -Petersilie)
je 1 grüne, rote und gelbe Paprika (klein gewürfelt) (IFI: 1 grüne Paprika + 300 g Tomaten)
150 g Dosenmais (abgebraust und abgetropft)

Zubereitung

Das Gemüse mit der Basismarinade mischen und den Salat frisch zubereitet servieren.

Italienischer Nudelsalat: Beispiel für mögliche Zutatenauswahl

Lebensmittel	Laktoseintoleranz	Intestinale Fruktoseintoleranz	Histaminintoleranz
Essig	brauner Balsamico	brauner Balsamico	weißer Balsamico
TK-Kräuter	Basilikum	Basilikum	6-Kräuter-Mischung (TK)
Gemüse	freie Wahl	Tomaten	100 g Radieschen + 50 g Salatgurke
Käse	laktosefreier Mozzarella, Feta	freie Wahl	Feta

GEBACKENES UND GEBRATENES

Gebackene Nudeln

pro Person: 647 kcal, 27 g E, 36 g F, 52 g K, 9 g B

Zutaten für 2 Personen

300 ml Wasser
125 g Vollkornnudeln
½ rote Paprika (klein gewürfelt)
75 g TK-Erbsen (aufgetaut)
75 g Dosenmais (abgebraust und abgetropft)
25 g TK-6 Kräuter-Mischung
1 TL Olivenöl für das Backblech
1 Ei
100 ml Sahne (LI: laktosefreie Sahne oder Sojasahne)
¾ TL Salz
½ TL Kurkuma
75 g Mozzarella (gewürfelt; LI: laktosefreier Mozzarella oder 50 g Mandelstifte) oder 50 g Mandelstifte

Zubereitung

1. Das Wasser aufkochen. Nudeln, Paprika und Erbsen in das sprudelnd kochende Wasser geben und im geschlossenen Topf ca. 8 Minuten leise köcheln (bis fast die gesamte Flüssigkeit aufgenommen ist), dann vom Herd nehmen und abkühlen lassen.
2. Ein Backblech mit dem Öl einfetten. Mais und Kräuter unter die Nudeln mischen und alles auf dem Backblech verteilen.
3. Ei, Sahne, Salz und Kurkuma mit einem Schneebesen verschlagen, über die Nudeln gießen und mit dem Mozzarella bestreuen. Ca. 20 Minuten bei 200 °C Heißluft (nicht vorgeheizt, mittlere Ebene) backen.

Tipp: Dazu passen Salatgurkenscheiben.

Gebratene Austernpilze

pro Person: 165 kcal, 6 g E, 10 g F, 12 g K, 5 g B

Zutaten für 3 Personen

1 Ei
¼ TL Salz
50 g Paniermehl
200 g Austernpilzköpfe
2 EL Margarine oder Ghee (30 g)

Zubereitung

1. Ei und Salz auf einem flachen Teller mit einer Gabel verschlagen.
2. Das Paniermehl auf einen zweiten flachen Teller schütten.
3. Die Austernpilze zuerst in dem Ei, dann im Paniermehl wenden und dann von beiden Seiten in einer beschichteten Pfanne im Fett braun braten.

Tipp: Lecker auf einem Rohkostsalat oder als Beilage zu Kurkumareis oder Blitzrisotto.

Gemüseschnitzel

pro Stück: 129 kcal, 5 g E, 8 g F, 10 g K, 1 g B

Zutaten für 4 Stück

400 g Kohlrabi (oder Sellerie oder Steckrübe)
50 ml Wasser
1 Ei
¼ TL Salz
40 g Paniermehl
2 EL Margarine oder Ghee (30 g)

Zubereitung

1. Das Gemüse in knapp 1 cm dicke Scheiben schneiden und mit dem Wasser im geschlossenen Topf bissfest dämpfen (ca. 5 Minuten), dann abtropfen lassen.
2. Ei und Salz auf einem flachen Teller verschlagen. Die Gemüsescheiben erst hierin, dann im Paniermehl wenden, anschließend im Fett in einer beschichteten Pfanne von beiden Seiten goldbraun braten.

Kurkumapanade als Alternative zur Ei-Paniermehl-Panade: 50 g Dinkelmehl Type 630, 1 gestrichener TL Kurkuma und ½ TL Salz auf einem flachen Teller vermengen, die Gemüsescheiben erst in Sojasahne und dann in der Mehlmischung wenden.

Pilzgratin
(Funghi gratinati, italienisch)

pro Person: 199 kcal, 15 g E, 14 g F, 3 g K, 4 g B

Zutaten für 2 Personen

1 TL Olivenöl
½ Zwiebel (klein gewürfelt)
1 Knoblauchzehe (zerdrückt)
250 g frische Champignons (große halbieren)
125 g Austernpilze (in Streifen, oder Pfifferlinge)
1 EL weißer Balsamicoessig
½ TL Salz
1 TL Olivenöl für die Form
100 g Camembert, 60 % Fett (in Scheiben; HI: Mozzarella)
1 TL Sesamsamen

Zubereitung

1. Zwiebel und Knoblauch in einem Topf im Öl anschwitzen, alle Zutaten bis einschließlich Salz zugeben und mit geschlossenem Deckel bei mittlerer Hitze schmoren, bis die Pilze etwas zusammengefallen sind.
2. Die Pilze dann in eine gefettete flache Auflaufform geben, mit dem Käse belegen und mit den Sesamsamen bestreuen.
3. Ca. 15 Minuten bei 250 °C Heißluft (nicht vorgeheizt) backen.

Tipps: Reicht für 2 Personen mit Brot als kleines Hauptgericht. Hinweis: Pilze enthalten den Pilzzucker Trehalose, der bei Trehalasemangel unverträglich ist (Trehaloseintoleranz).

Ofengemüse

pro Person: 286 kcal, 5 g E, 16 g F, 29 g K, 6 g B

Zutaten für 2 Personen

1 Zwiebel
300 g Kartoffeln
300 g gemischtes Gemüse
4 große Quadrate Aluminiumfolie
Salz
2 EL Olivenöl
2 TL Olivenöl zum Würzen

Zubereitung

1. Kartoffeln und Gemüse in grobe Stücke schneiden. Jeweils zwei Aluminiumquadrate übereinanderlegen, das Gemüse darauf verteilen. Salz, Kräuter und 2 EL Olivenöl darüberstreuen bzw. -träufeln.
2. Die überstehende Folie nach oben klappen und rundum gut verschließen. Die Päckchen etwa 45 Minuten bei 200 °C Ober- und Unterhitze (vorgeheizt) backen. Die Pakete auf Tellern servieren; nach dem Öffnen mit je 1 TL Olivenöl beträufeln.

Kartoffelgratin

pro Person: 488 kcal, 14 g E, 28 g F, 41 g K, 5 g B

Zutaten für 2 Personen

1 TL Olivenöl für die Form
500 g Pellkartoffeln (Rohgewicht 600 g)
1 rote Zwiebel (in feine Ringe geschnitten)
125 ml Sahne (LI: laktosefrei)
1 Ei
1 TL Salz
¼ TL Muskatpulver
50 g Emmentaler 45 % Fett (geraspelt, HI: Mozzarella)

Zubereitung

1. Pellkartoffeln pellen, in Scheiben schneiden, die Hälfte der Kartoffelscheiben in eine gefettete Auflaufform legen und mit der Hälfte der Zwiebeln belegen. Diesen Vorgang noch einmal wiederholen.
2. Sahne, Ei und Gewürze mit einem Schneebesen verschlagen, über den Auflauf gießen und den Käse darüberstreuen.
3. Ca. 30 Minuten bei 200 °C Heißluft (nicht vorgeheizt) backen.

Ofengemüse: Beispiel für mögliche Zutatenauswahl

Lebensmittel	Laktoseintoleranz	Intestinale Fruktoseintoleranz	Histaminintoleranz
Gemüse	freie Wahl	Aubergine + Tomate + Zucchini	Möhre + Paprika + Zucchini

GEMÜSE UND KARTOFFELN

Gemüsepüree

pro Person: 220 kcal, 8 g E, 7 g F, 31 g K, 6 g B

Zutaten für 2 Personen

350 g Kartoffeln
150 g Gemüse (fingerdick gewürfelt)
50 ml Wasser
1 TL Butter oder Margarine
½ TL Salz
evtl. ¼ TL Muskat
100 ml heiße Milch, 1,5% Fett (LI: laktosefreie Milch, Sojadrink oder Haferdrink)
1 TL Sonnenblumen- oder Kürbiskerne

Zubereitung

Kartoffeln und Gemüse mit dem Wasser im geschlossenen Topf aufkochen und 15 bis 20 Minuten leise köcheln lassen. Dann unter Zugabe von Butter, Salz, Muskat mit einem Kartoffelstampfer stampfen und dabei so viel heiße Milch einrühren, dass ein sämiges Püree entsteht. Das Püree in eine Schüssel füllen und mit den Kernen bestreuen.

Kartoffelklöße

pro Stück: 129 kcal, 3 g E, 3 g F, 23 g K, 1 g B

Zutaten für 6 Stück

600 g Kartoffeln (Rohgewicht)
75 g Kartoffelmehl (Kartoffelstärke)
1 gestrichener TL Salz
½ TL Muskatpulver
1 Ei
1 EL Rapsöl

Zubereitung

1. Kartoffeln kochen, abkühlen lassen und pellen. 500 g der gepellten Kartoffeln durch eine Presse drücken oder grob raspeln.
2. Die übrigen Zutaten zugeben, den Teig gut durchrühren oder kneten, dann auf leicht bemehlter Arbeitsfläche zu einer Rolle formen und in 6 Scheiben schneiden. Jede Scheibe zu einem Kloß formen.
3. Die Klöße 15 bis 20 Minuten in siedendem Salzwasser bei halb aufgelegtem Deckel ziehen lassen.

Tipp: In jeden Kloß einen Fetawürfel einarbeiten.

Gemüsepüree: Beispiel für mögliche Zutatenauswahl

Lebensmittel	Laktoseintoleranz	Intestinale Fruktoseintoleranz	Histaminintoleranz
Gemüse	freie Wahl	Pastinake, Steckrübe, Blumenkohl, Brokkoli, Sellerie	Möhre, Pastinake, Blumenkohl, Brokkoli, Sellerie, Steckrübe

Kartoffelpfanne

pro Person: 281 kcal, 9 g E, 9 g F, 41 g K, 9 g B

Zutaten für 3 Personen

600 g kleine festkochende Kartoffeln (Rohgewicht)
30 g Margarine
1 große Zwiebel (grob gewürfelt)
200 g Möhren (in Scheiben)
200 g TK-Erbsen (aufgetaut; HI: frische Zuckerschoten oder Champignons)
1 TL Salz
2 EL Petersilie

Zubereitung

1. Kartoffeln kochen, etwas abkühlen lassen und pellen.

2. Zwiebel, Möhren und Erbsen in einer beschichteten Pfanne in der Margarine anschwitzen und garen, bis die Möhren bissfest sind. Kartoffeln zugeben und einige Minuten mitbraten.

3. Zum Schluss Salz und Petersilie unterheben.

Kohlgemüse

pro Person: 283 kcal, 6 g E, 22 g F, 8 g K, 5 g B

Zutaten für 2 Personen

1 EL Olivenöl
1 große Zwiebel (in Ringen)
250 ml Gemüsebrühe
300–350 g Wirsing oder Grünkohl oder Chinakohl
50 g Schmand (LI: laktosefrei)
25 g Butter oder Ghee oder vegetarisches Schmalz

Zubereitung

1. Zwiebel im Öl anschwitzen, Brühe und Kohl zugeben und im geschlossenen Topf köcheln (Chinakohl ca. 10 Minuten, sonst 15–20 Minuten).

2. Restliche Zutaten zugeben und das Fett unter Rühren schmelzen lassen.

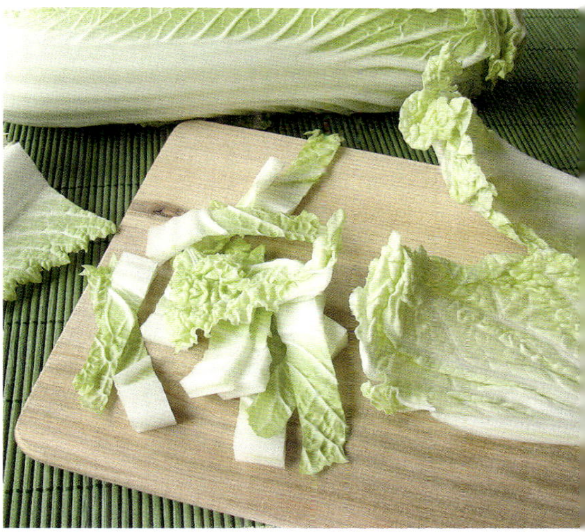

Rahmgemüse

pro Person: 99 kcal, 5 g E, 6 g F, 4 g K, 4 g B

Zutaten für 2 Personen

250 g Gemüse
200 ml Verfeinerung
1 TL Gemüsebrühpulver (hefefrei)
1 TL Kartoffelstärke, verrührt mit 1 EL Wasser
¼ TL Muskatpulver

Zubereitung

Den Spinat in etwas Wasser dämpfen, bis er zusammengefallen ist, dann abtropfen lassen. Die übrigen Zutaten mit einem Schneebesen verrühren, aufkochen und den Spinat unterheben.

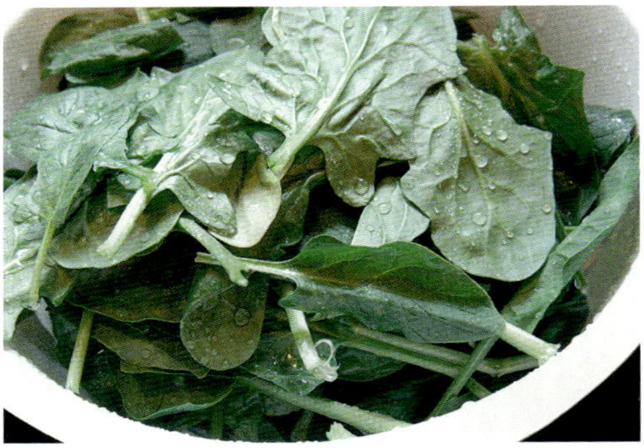

Wokgemüse

pro Person: 196 kcal, 5 g E, 15 g F, 11 g K, 5 g B

Zutaten für 3 Personen

2 EL Olivenöl
1 große Zwiebel (in Streifen geschnitten)
2 Knoblauchzehen (zerdrückt)
10 g Ingwer (geschält und fein geschnitten)
200 g Möhren (in daumenlange Streifen geschnitten)
200 g Kohlrabi (in daumenlange Streifen geschnitten)
200 g cremige Kokosmilch
200 g Zucchini (in daumenlange Streifen geschnitten)
2 gestrichene TL Kurkuma
1 TL Salz

Zubereitung

Zutaten bis einschließlich Kohlrabi in einer (Wok-)Pfanne anbraten, einen Deckel auflegen und bissfest dämpfen. Die restlichen Zutaten zugeben und kurz erhitzen.

Tipps: Dazu passt Reis. Das Gemüse schmeckt auch kalt.

Rahmgemüse: Beispiel für mögliche Zutatenauswahl

Lebensmittel	Laktoseintoleranz	Intestinale Fruktoseintoleranz	Histaminintoleranz
Gemüse	freie Wahl	Spinat	Mangold, Porree
Verfeinerung	100 ml Wasser + 100 ml Sojasahne	freie Wahl	150 ml Milch (1,5 % Fett) + 50 ml Sahne

Schupfnudeln

pro Person: 305 kcal, 8 g E, 13 g F, 39 g K, 3 g B

Zutaten für 3 Personen

300 g Pellkartoffeln (400 g Rohkartoffeln)
1 Ei
½ TL Salz
¼ TL Muskatpulver
100 g Dinkelmehl Type 630
Mehl für die Arbeitsplatte
40 g Margarine oder Ghee für die Pfanne

Zubereitung

1. Die Kartoffeln pellen, in eine Schüssel raspeln, Ei und Gewürze zugeben und gut mit einem Kartoffelstampfer vermengen. Dann das Mehl unterrühren.

2. Einen großen Topf halb mit Wasser füllen und erhitzen, bis es fast kocht (es soll sieden, das heißt, es dürfen nur kleine Bläschen aufsteigen).

3. Den Teig auf gut bemehlter Arbeitsplatte portionsweise zu fingerdicken langen Rollen formen. Mit einem Messer schräg kleinfingerlange Stücke abschneiden, einmal kurz hin und her rollen und in das siedende Wasser legen, ab und zu vorsichtig umrühren.

4. Die Schupfnudeln sind gar, wenn sie an die Oberfläche gestiegen sind, dann zum Abtropfen herausnehmen.

5. Vor dem Verzehr rundherum in einer beschichteten Pfanne anbraten.

Tipps: Lecker zu Sauerkraut (für IFI), gebratenen Zwiebeln (für HI) oder einfach zu Obstmus (Rezept S. 152). Die Pellkartoffeln können vom Vortag sein. Fertige Schupfnudeln lassen sich gut einfrieren.

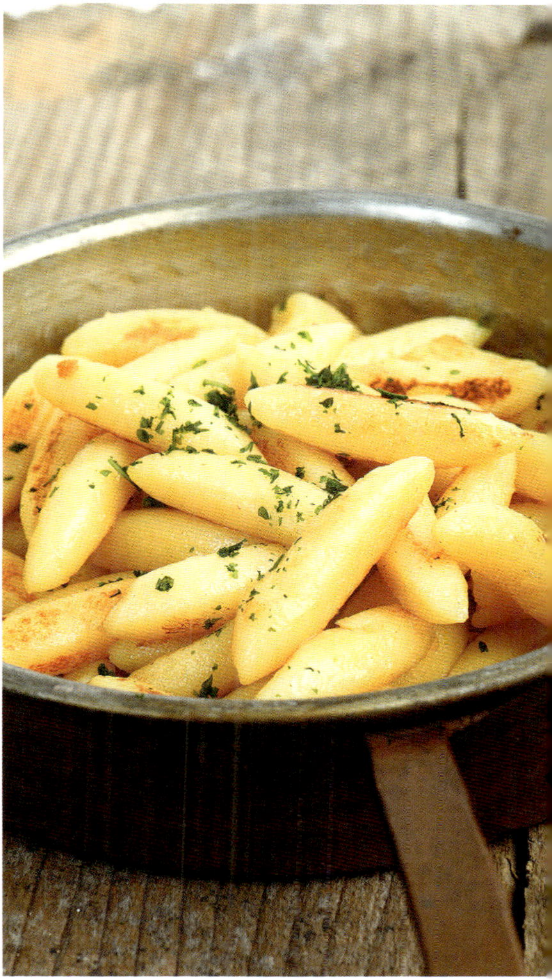

REIS UND NUDELN

Blitzrisotto

pro Person: 318 kcal, 8 g E, 8 g F, 56 g K, 1 g B

Zutaten für 3 Personen

400 ml hefefreie Gemüsebrühe
200 g Schnellkochreis
1 Knoblauchzehe (zerdrückt)
100 g Doppelrahm-Kräuterfrischkäse (LI: Ricotta oder laktosefreier Frischkäse + 2 EL TK-6 Kräuter-Mischung)

Zubereitung

1. Den Reis in der Gemüsebrühe im geschlossenen Topf auf kleinster Stufe köcheln, bis er die gesamte Flüssigkeit aufgenommen hat. Knoblauch und Frischkäse unterrühren.

2. Den Reis mit einem Sicheleisportionierer auf Tellern anrichten.

Tipp: Wer mag, gibt kurz vor dem Ende der Garzeit abgetropftes Dosengemüse (je nach Verträglichkeit Spargel, Mais, Erbsen) zu.

Brokkoli-Hörnchennudeln

pro Person: 614 kcal, 18 g E, 28 g F, 69 g K, 7 g B

Zutaten für 3 Personen

500 ml hefefreie Gemüsebrühe
250 g Hörnchennudeln
500 g TK-Brokkoli
200 ml hefefreie Gemüsebrühe
250 ml Sahne (LI: Ricotta, laktosefreie Sahne oder Sojasahne)
1–2 Knoblauchzehen (zerdrückt)

Zubereitung

1. Die Nudeln in 500 ml Brühe im geschlossenen Topf köcheln, bis sie die gesamte Flüssigkeit aufgenommen haben.

2. Den Brokkoli mundgerecht zerkleinern (das geht am besten in noch halb gefrorenem Zustand) und in 200 ml Brühe bissfest dämpfen.

3. Nudeln, Brokkoli (mit dem Kochwasser), Sahne und Knoblauch mischen und nur noch kurz erwärmen.

Tipp: Bei Verwendung von Sojasahne sind es pro Person nur 506 kcal und 16 g Fett.

Gemüsereis

pro Person: 355 kcal, 10 g E, 10 g F, 55 g K, 2 g B

Zubereitung für 3 Personen

1 TL Olivenöl
1 kleine Zwiebel (klein gewürfelt)
1 TL getrocknete Kräuter
200 g Gemüse (gewürfelt)
200 ml Wasser
1 TL Gemüsebrühpulver (hefefrei)
100 g Parboiled Reis
1 EL Butter
20 g geriebener Parmesan (HI: gemahlene Mandeln)

Zubereitung

Zwiebel und Kräuter im Öl anschwitzen. Zutaten bis Reis zugeben und 20 Minuten im geschlossenen Topf köcheln. Vor dem Servieren Butter und Parmesan (oder Mandeln) unterrühren.

Tipp: Dazu passt ein Blattsalat.

Kurkumareis

pro Person: 234 kcal, 5 g E, 1 g F, 55 g K, 1 g B

Zutaten für 3 Personen

400 ml hefefreie Gemüsebrühe
½ TL Kurkuma
200 g Parboiled Reis

Zubereitung

Gemüsebrühe mit der Kurkuma aufkochen, den Reis zugeben und im geschlossenen Topf auf kleinster Stufe so lange köcheln, bis das gesamte Wasser aufgenommen ist.

Variante Safranreis: Kurkuma durch 0,1 g Safran ersetzen.

Tipp: Dazu schmeckt eine vegetarische Frühlingsrolle, sofern Sie sie vertragen.

Gemüsereis: Beispiel für mögliche Zutatenauswahl

Lebensmittel	Laktoseintoleranz	Intestinale Fruktoseintoleranz	Histaminintoleranz
getrocknete Kräuter + Gemüse	freie Wahl	Rosmarin + Tomaten Thymian + Erbsen	Estragon + Spargel, Thymian + gelbe, rote Paprika

Penne mit Gemüse

pro Person: 451 kcal, 16 g E, 17 g F, 60 g K, 10 g B

Zutaten für 3 Personen

250 g Vollkornpenne
2 EL Olivenöl
100 g Zwiebel (gewürfelt)
100 g Möhre (grob geraspelt)
1–2 Knoblauchzehen (zerdrückt)
2 TL getrocknetes Basilikum
300 g grünes Gemüse (in mundgerechten Stücken; IFI: Zucchini, HI: Zuckerschoten, grüner Spargel)
200 g Tomaten (gewürfelt; HI: 100 g geröstete Sonnenblumenkerne)
100 ml Wasser
1 TL Salz
2 EL Olivenöl

Zubereitung

1. Die Penne nach Packungsanweisung kochen.
2. Zutaten von Zwiebel bis einschließlich Basilikum in 2 EL Öl anschwitzen. Das grüne Gemüse mit den Tomaten, dem Wasser und Salz zugeben und im geschlossenen Topf garen (Zucchini nur wenige Minuten, ansonsten 15–20 Minuten).
3. Abgetropfte Penne mit dem Gemüse und dem restlichen Öl mischen.

Tipp: Reichen Sie Parmesan dazu, sofern Sie ihn vertragen.

Ravioli

pro Stück: 98 kcal, 4 g E, 5 g F, 9 g K, < 1 g B

Zutaten für 8 Stück

1 Ei
1 EL Olivenöl
¼ TL Salz
100 g Dinkelmehl Type 630
Klarsichtfolie
50 g Doppelrahmfrischkäse (LI: Ricotta oder laktosefreier Frischkäse)
50 g Mozzarella (gewürfelt)
10 große Basilikumblätter (in Streifen)
¼ TL Salz

Zubereitung

1. Für den Teig die ersten vier Zutaten der Reihe nach verrühren, auf eine leicht bemehlte Arbeitsfläche kippen und den Teig so lange kneten, bis er so viel Mehl aufgenommen hat, dass er nicht mehr klebt. Den Teig zu einer Rolle formen, in Klarsichtfolie einwickeln und 30 Minuten bei Raumtemperatur ruhen lassen. Die restlichen Zutaten miteinander verrühren.
2. Die Teigrolle nach der Ruhezeit in acht Scheiben schneiden und jede zu einem Kreis ausrollen. Die Frischkäsemischung darauf verteilen, jeden Kreis zusammenklappen und die Ränder gut mit einer Gabel zusammendrücken.
3. Die Ravioli 10 Minuten in kochendem Salzwasser gar ziehen lassen.

Tipp: Die Ravioli nach dem Kochen anbraten und zu einem Rohkostsalat servieren.

Spaghetti mit Pesto

pro Person: 737 kcal, 21 g E, 30 g F, 102 g K, 8 g B

Zutaten für 3 Personen

400 g Spaghetti
50 g Nüsse
1–2 Knoblauchzehen (zerdrückt)
50 g frische Kräuter (wahlweise Basilikum, Dill, Petersilie, Rucola)
1 TL Salz
50–60 ml Olivenöl

Zubereitung

1. Die Spaghetti in Salzwasser bissfest kochen.
2. Die Nüsse ohne Fett in einer Pfanne rösten und mit den übrigen Zutaten mit dem Pürierstab oder in einem Mixer pürieren.
3. Die Nudeln abgießen, dabei 200 ml Nudelkochwasser auffangen und dieses in den noch heißen Topf zurückgeben.
4. Das Pesto mit einem Schneebesen in das Nudelkochwasser einrühren und die Nudeln unterheben.

Tagliatelle auf Rucola

pro Person: 729 kcal, 18 g E, 30 g F, 97 g K, 6 g B

Zutaten für 2 Personen

250 g Tagliatelle (Bandnudeln)
100 ml Sahne (LI: laktosefreie Sahne oder Sojasahne)
1 TL Tomatenmark (HI: 2 TL gemahlene Paprika, edelsüß)
1 gestrichener TL Salz
1–2 Knoblauchzehen (zerdrückt)
60 g Rucola (HI: Feldsalat, Frisee, Radicchio)
2 EL Olivenöl

Zubereitung

1. Die Nudeln bissfest kochen. Zutaten von Sahne bis Knoblauch in einem Topf erhitzen und dabei mit einem Schneebesen verschlagen.
2. Den Rucola auf zwei tiefen Tellern verteilen.
3. Die Nudeln abtropfen, dabei 50 ml Nudelkochwasser auffangen. Nudeln, Nudelkochwasser und die Sahnesoße in den noch heißen Nudeltopf geben, mischen, dann auf den Rucolatellern verteilen. Je 1 EL Öl über die Nudeln träufeln und sofort servieren.

Spaghetti mit Pesto: Beispiel für mögliche Zutatenauswahl

Lebensmittel	Laktoseintoleranz	Intestinale Fruktoseintoleranz	Histaminintoleranz
Nüsse	freie Wahl	Cashewkerne, Erdnüsse, Mandeln, Walnüsse	Mandeln

DESSERTS UND KUCHEN

Cremetorte

pro Stück: 374 kcal, 7 g E, 29 g F, 18 g K, 3 g B

Zutaten für 1 Springform (12 Stücke)

100 g Mandelblättchen
100 g Löffelbiskuits oder Butterkekse
100 g weiche Butter
300 g Doppelrahmfrischkäse (LI: laktosefrei)
100 g Puderzucker
100 g gemahlene Mandeln
200 g Sahne (LI: laktosefrei)
2 Tütchen Sahnesteif
500 g Obst (TK oder frisch)
500 ml Wasser
2 Tütchen Tortenguss weiß oder rot

Zubereitung

1. Die Mandelblättchen in einer trockenen Pfanne rösten.
2. Die Löffelbiskuits zerbröseln, mit der Butter und den gerösteten Mandelblättchen mischen und mit feuchten Händen in eine Springform drücken.
3. Frischkäse, Puderzucker und gemahlene Mandeln verrühren und auf den Boden streichen.
4. Die Sahne mit Sahnesteif schlagen und ebenfalls darauf streichen.
5. Mit dem Wasser nach Packungsanleitung den Tortenguss zubereiten, das Obst auf der Sahne verteilen (TK-Obst gefroren auflegen) und sofort mit dem Tortenguss bedecken. Die Torte mindestens zwei Stunden unabgedeckt in den Kühlschrank stellen.

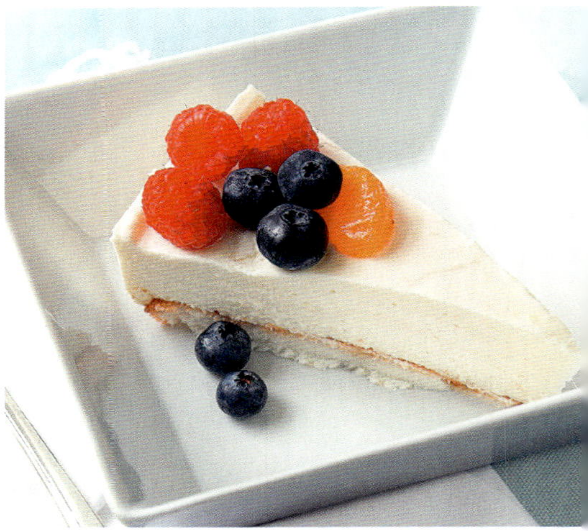

Cremetorte: Beispiel für mögliche Zutatenauswahl

Lebensmittel	Laktoseintoleranz	Intestinale Fruktoseintoleranz	Histaminintoleranz
Obst	freie Wahl	Himbeeren, Mandarinen, Sauerkirschen	Blaubeeren, kernlose helle Weintrauben, Sauerkirschen

Joghurteis

pro Glas: 182 kcal, 2 g E, 4 g F, 26 g K, 2 g B

Zutaten für 4 Gläser

150 g cremiger Joghurt
150 g Geschmacksgeber

Zubereitung

1. Joghurt und Geschmacksgeber mit einer Gabel verschlagen und in Souffléförmchen oder in dickwandige kleine Gläser füllen.
2. 1½ Stunden gefrieren lassen, erneut gut mit der Gabel durchmengen, dann sofort servieren.

Grießpudding mit Früchten

pro Person: 177 kcal, 6 g E, 3 g F, 41 g K, 3 g B

Zutaten für 4 Personen

500 ml Milch, 1,5 % Fett (LI: laktosefreie Milch, Sojadrink, Haferdrink)
60 g Weichweizengrieß
2 EL Zucker
1 Prise Salz
400 g Obstkompott (Rezept S. 152)

Zubereitung

Die Milch aufkochen, vom Herd nehmen, Grieß, Zucker und Salz einrühren, ausquellen und abkühlen lassen. Dazu das Kompott reichen.

Tipps: Rühren Sie ein Eigelb und ein steif geschlagenes Eiweiß unter den noch heißen Pudding. Heben Sie evtl. 20 g Kokosflocken unter.

Joghurteis: Beispiel für mögliche Zutatenauswahl

Lebensmittel	Laktoseintoleranz	Intestinale Fruktoseintoleranz	Histaminintoleranz
Joghurt	Joghurt, 3,5 % Fett, ggf. laktosefrei, laktosefreier griechischer Joghurt, 9,5 % Fett	freie Wahl	Rahmjoghurt, 10 % Fett
Geschmacksgeber	freie Wahl	Erdbeermarmelade, Himbeermarmelade, Sauerkirschmarmelade. Bei Unverträglichkeit von Marmelade: Obstmus (Rezept S. 152)	Honig, Zuckerrübensirup, Aprikosenmarmelade, Heidelbeermarmelade

Kompott/Obstmus

pro 100 g: 49 kcal, < 1 g E, < 1 g F, 20 g K, 2 g B

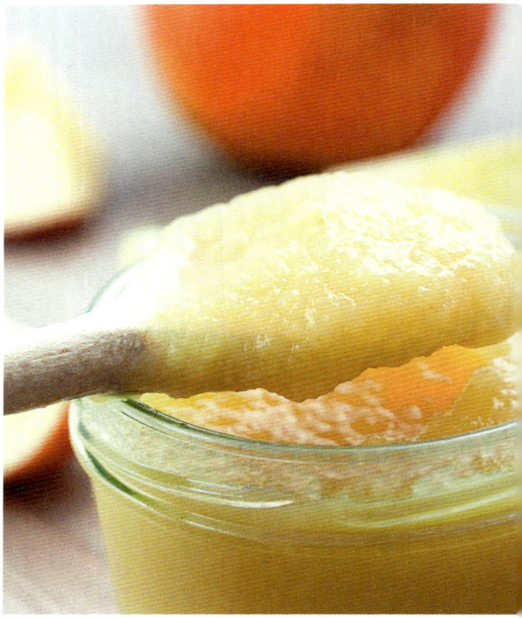

Zutaten für 550 g

500 g Obst
50 ml Wasser
50 g Zucker
¼ TL Vitamin-C-Pulver (Drogeriemarkt)

Zubereitung

1. Das Obst ungeschält verwenden, Kerne bzw. Steine entfernen. Das Fruchtfleisch in kleinfingerdicke Stücke schneiden, mit den übrigen Zutaten vermischen und 5 Minuten im geschlossenen Topf köcheln.
2. Falls das Obst zu viel Wasser bindet, noch etwas Wasser hinzugeben.

Variante Obstmus: Das Kompott pürieren oder mit einem Kartoffelstampfer zermusen.
Variante Bananenmus: 500 g Bananen (geschält gewogen) kalt mit Wasser, Zucker, Vitamin C zermusen.

Tipps: Bei IFI den Zucker durch Traubenzucker ersetzen, dann sind u. U. auch Äpfel oder Birnen verträglich. 100 g Aprikosen enthalten 2 g Sorbit – zu viel bei Sorbitintoleranz!

Kompott/Obstmus: Beispiel für mögliche Zutatenauswahl

Lebensmittel	Laktoseintoleranz	Intestinale Fruktoseintoleranz	Histaminintoleranz
Obst	freie Wahl	Banane, Himbeere, Mandarine, Mirabelle, Sauerkirsche, Kiwi	Apfel, Aprikose, Heidelbeere, Johannisbeere, Pflaume
Zucker	freie Wahl	Traubenzucker	brauner Zucker

Kaiserreis

pro Person: 428 kcal, 8 g E, 19 g F, 68 g K, 3 g B

Zutaten für 4 Personen

600 ml Milch, 1,5 % Fett (LI: laktosefreie Milch, Sojadrink oder Haferdrink)
100 g Milchreis
50 g Zucker (FI: ggf. Traubenzucker)
200 g Sahne (geschlagen; LI: laktosefreie Sahne oder 1 steif geschlagenes Eiweiß)
Obstkompott (Rezept S. 152)

Zubereitung

1. Die Milch in einem großen Topf aufkochen, Milchreis und Zucker zugeben, im geschlossenen Topf 45 Minuten auf kleinster Stufe köcheln, zwischendurch umrühren, und danach abkühlen lassen.
2. Die Sahne schlagen und unter den abgekühlten Milchreis heben. Das Kompott dazu servieren.

Tipp: Bei Verwendung von einem steif geschlagenen Eiweiß verringern sich der Kaloriengehalt pro Person auf 273 kcal und der Fettgehalt auf 4 g.

Kokoskuchen

pro Stück: 320 kcal, 6 g E, 14 g F, 41 g K, 4 g B

Zutaten für 1 Blech (20 Stücke)

300 ml Buttermilch (LI: laktosefreier Joghurt)
2 Eier
300 g Zucker
600 g Dinkelmehl Type 630
1½ Tütchen Bio-Weinstein-Backpulver
200 g Kokosflocken (oder Kokosraspeln)
100 g Zucker
400 ml Sahne (LI: laktosefrei)

Zubereitung

1. Für den Teig Buttermilch mit den Eiern verrühren, der Reihe nach Zucker, Mehl und Backpulver dazugeben und auf ein gefettetes Backblech streichen. Kokosflocken mit dem Zucker mischen und darüber streuen.
2. Ca. 25 Minuten bei 175 °C Ober- und Unterhitze (vorgeheizt) backen. Den Kuchen nach dem Backen gleichmäßig mit der Sahne begießen und dann abkühlen lassen.

Quejadas
portugiesische Törtchen

pro Stück, ohne Garnitur: 216 kcal, 4 g E, 9 g F, 30 g K, <1 g B

Zutaten für 12 Stück

3 Eier
250 g Zucker
90 g geschmolzene Butter oder Margarine
500 ml kalte Milch, 1,5 % Fett (LI: laktosefrei)
Mark von 1 Vanilleschote
125 g Dinkelmehl Type 630
1 Muffinform und 12 Papierförmchen
Garnitur

Zubereitung

1. Eier und Zucker schaumig rühren, das geschmolzene Fett, dann die kalte Milch, das Vanillemark und danach das Mehl unterrühren. Die Muffinform mit Papierförmchen auslegen und die Masse einfüllen.

2. Ca. 30 Minuten bei 200 °C Ober- und Unterhitze (vorgeheizt) backen. Nach dem Abkühlen mit je 1 Stück Garnitur belegen.

Kuchen im Glas

pro Glas: 557 kcal, 9 g E, 29 g F, 73 g K, 5 g B

Zutaten für 3 Gläser

75 g Margarine oder Butter
75 g Joghurt, 3,5 % Fett (LI: ggf. laktosefrei)
75 g Zucker
1 Tütchen Vanillezucker (oder das Mark von ½ Vanilleschote)
1 Ei
100 g Dinkelmehl Type 630
1 TL Bio-Weinstein-Backpulver
300 g Obstkompott (Rezept S. 152)
30 g Mandelblättchen
3 Marmeladengläser (Füllmenge je 400 g) mit Deckel

Zubereitung

1. Die Zutaten bis einschließlich Backpulver der Reihe nach verrühren. Nun folgende Schichten in jedes Glas füllen: 1½ EL Teig, 2 EL Kompott, 1 EL Mandelblättchen, dann wieder Teig, Kompott, Mandelblättchen.

2. Ca. 30 Minuten bei 180 °C Ober- und Unterhitze (vorgeheizt, untere Schiene) backen. Die Gläser nach dem Backen sofort

Quejadas: Beispiel für mögliche Zutatenauswahl

Lebensmittel	Laktoseintoleranz	Intestinale Fruktoseintoleranz	Histaminintoleranz
Garnitur	laktosefreier Käse, sonst freie Wahl	Walnüsse, Oliven, Mandeln, Pistazien	Mandeln, Feta, Ziegenkäse

verschließen und abkühlen lassen (so bleibt der Kuchen schön saftig).

Variante mit Marzipan: Die untere Kompottschicht noch mit Scheibchen von Marzipanrohmasse belegen.

Variante Schokokuchen: 1 EL Kakaopulver und 100 g Kaffee-Sahne-Schokolade (Stückchen geviertelt) unter den Teig rühren, dafür die Mandeln weglassen. Mögliche Unverträglichkeit beachten: Kakao/Schokolade enthält kaum Histamin, jedoch andere biogene Amine, die bei empfindlich veranlagten Menschen Kopfschmerz oder Migräne auslösen können.

Tipp: Ideal für Büro, Picknick oder Reise.

Tiramisu

pro Person: 806 kcal, 15 g E, 48 g F, 78 g K, 3 g B. LI-Variante 671 kcal und 33 g F

Zutaten für 4 Personen

100 g Löffelbiskuits
4 EL Wasser (oder trockener Weißwein)
500–550 g Obstmus, Rezept S. 152
(IFI: Aprikose, HI: Apfel)
250 g Magerquark (LI: laktosefrei)
250 g Mascarpone (LI: laktosefreier Frischkäse)
100 g Zucker (IFI: evtl. Traubenzucker)
200 g Sahne (LI: laktosefrei)
Zimt- oder Kakaopulver

Zubereitung

1. Die Löffelbiskuits in eine flache Form legen (ca. 20 x 20 cm), mit dem Wasser oder dem Wein beträufeln, das Obstmus darauf verteilen.
2. Quark, Mascarpone und Zucker verrühren, die Sahne steif schlagen, unterheben und die Creme auf das Obstmus streichen.
3. Mindestens 4 Stunden unabgedeckt in den Kühlschrank stellen. Vor dem Servieren mit Zimt- oder Kakaopulver bestreuen.

Tipps: Aprikosen enthalten 2 g Sorbit pro 100 g. Bei Verwendung von Traubenzucker könnte bei IFI auch Apfelmus verträglich sein.

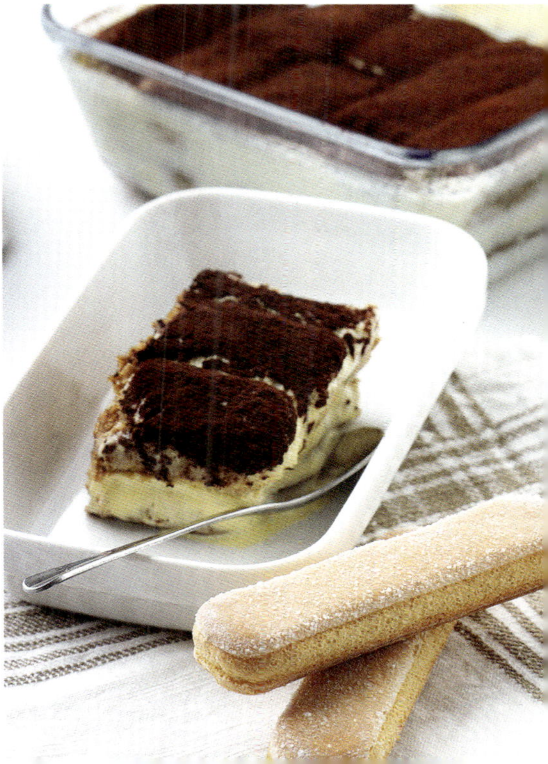

ANHANG

Internetadressen und Lesetipps

Themenübergreifend

www.daab.de (Deutscher Allergie- und Asthmabund e. V.)

www.was-wir-essen.de (aid infodienst)

www.ernaehrung.de (Deutsches Ernährungsberatungs- und -informationsnetz)

www.foodintolerances.org (englischsprachig)

www.nahrungsmittel-intoleranz.com (Nahrungsmittelinteloranz-Community)

www.bmelv.de (Lebensmittelkennzeichnungsverordnung, vom Bundesministerium für Ernährung)

www.zusatzstoffe-online.de (Zusatzstoffe in Lebensmitteln)

www.dgaki.de (Deutsche Gesellschaft für Allergologie und Klinische Immunologie)

Stein, Raithel, Kist: Erkrankungen durch Nahrungs- und Genussmittel, Wissenschaftliche Verlagsgesellschaft Stuttgart

Fachmann Kraut: Lebensmitteltabelle für die Praxis. Überarbeitet von Andersen, Soyka, Wissenschaftliche Verlagsgesellschaft Stuttgart

www.allergienundintoleranzen (Blog)

Laktoseintoleranz

www.lactonova.de (Ratgeberseite)

www.minusl.de (Herstellerseite mit zahlreichen Informationen)

Müller, Weißenberger: Ernährungsratgeber Laktoseintoleranz, Schlütersche Verlagsgesellschaft

Fruktoseintoleranz

Müller, Weißenberger: Ernährungsratgeber Fruktoseintoleranz, Schlütersche Verlagsgesellschaft

Histaminintoleranz

www.histaminintoleranz.ch (Schweizerische Interessengemeinschaft Histaminintoleranz)

Jarisch: Histaminintoleranz, Histamin und Seekrankheit, Thieme-Verlag

Lebensmittelallergie

Katschmarek: Gesund genießen bei Nahrungsmittelallergien, Schlütersche Verlagsgesellschaft

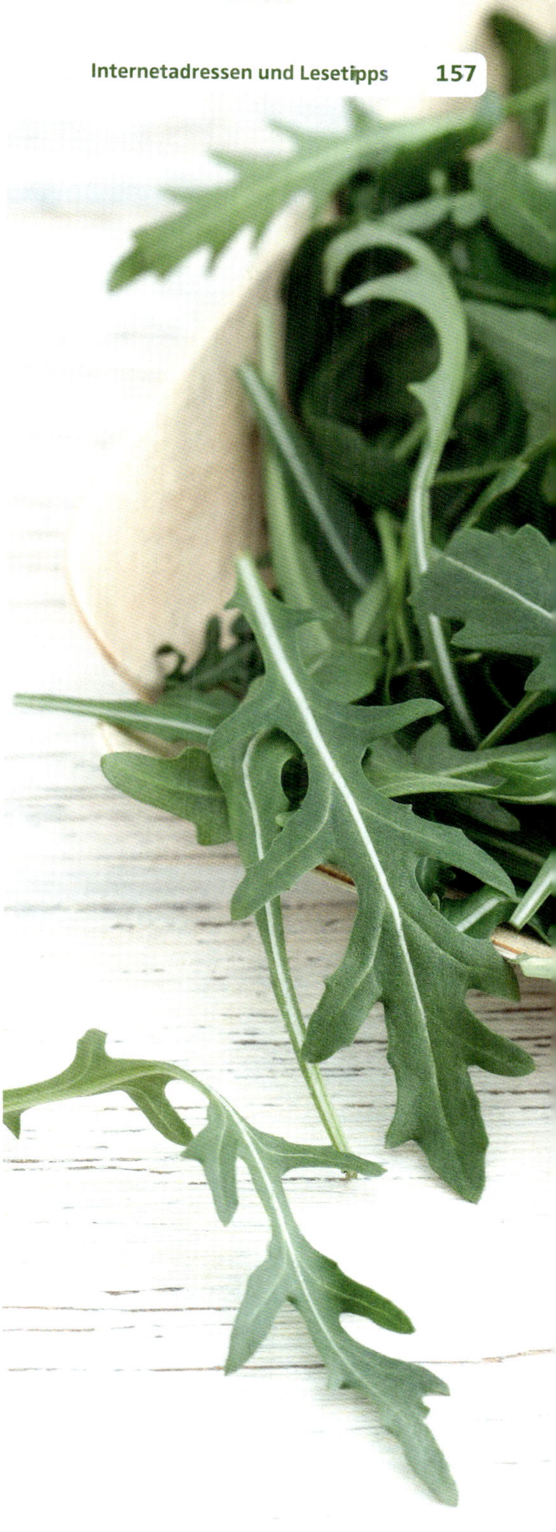

Zöliakie

www.dzg-online.de (Deutsche Zöliakie Gesellschaft)

Hagestedt, Freundner-Hagestedt: Vielfältig genießen bei Zöliakie, Schlütersche Verlagsgesellschaft

Candida-Mykosen

www.dmykg.de (Deutschsprachige Mykologische Gesellschaft)

Heizmann, Nolting: Candida. Intestinaltrakt, Immunsystem, Allergie, Promedico

Multiple Chemikaliensensitivität

www.dgmcs.de (Deutsche Gesellschaft Multiple-Chemical-Sensitivity e. V.)

Depressionen

www.deutsche-depressionshilfe.de

Register

Rezeptregister

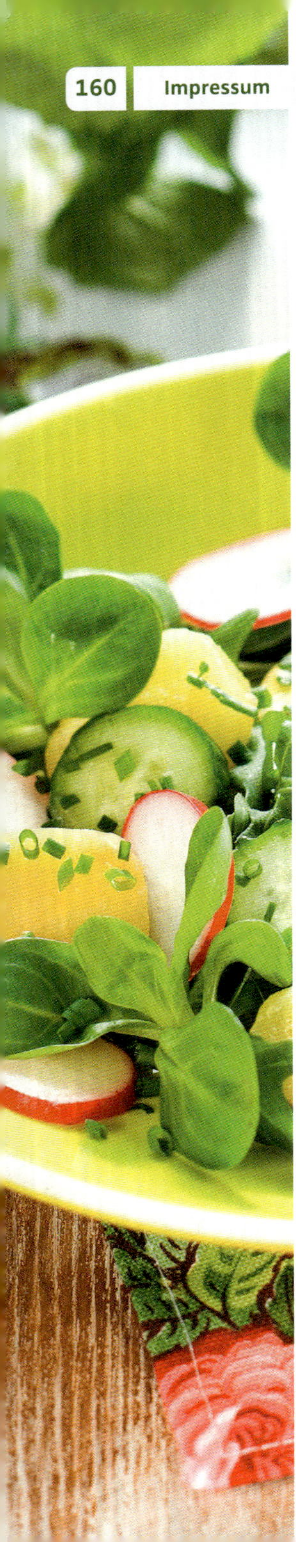

Bibliografische Information der Deutschen Nationalbibliothek
Die Deutsche Nationalbibliothek verzeichnet diese Publikation in der deutschen Nationalbibliografie; detaillierte bibliografische Daten sind im Internet über http://dnb.ddb.de/ abrufbar.

ISBN 978-3-89993-633-9 (Print)
ISBN 978-3-8426-8392-1 (PDF)

Fotos:
Umschlag: Gettyimages
123rf.com: Margouillat: 4; svl861: 6/7; Robyn Mackenzie: 29; Mona Makela: 121, 135; Marco Mayer: 131; ingridhs: 134; Elke Dennis: 150; Corinna Gissemann: 152; Eva Gruendemann: 157; Svetlana Kolpakova: 160
Fotolia.com: Andreas F.: 1; studiovespa: 8; Monkey Business: 15, 27; Jehangir Hanafi: 25; Lilyana Vynogradova: 28; Barbro Bergfeldt: 32, 33; Yuri Arcurs: 34/35; Lucky Dragon: 38; Marco Mayer: 50, 74; Mara Zemgaliete: 61; Yana: 86; Fotodesign Märzinger: 95; Viktor: 100; Andrea Juettner-Lohmann: 113; Manfred Dall: 119; puhhha: 122/123; Yana Petruseva: 125; Ewa Brozek: 129; Heike Rau: 143, 144; UK: 145; Cheitt: 155
iStockphoto.com: Christopher Elwell: 24; Liza McCorkle: 78; Kdow: 128
MEV: 31
Ingo Wandmacher: 2/3

2. Auflage 2014

Hans-Böckler-Allee 7, 30173 Hannover
www.schluetersche.de

Lektorat: Nathalie Röseler, Dateiwerk GmbH, Pliening
Layout: Groothuis, Lohfert, Consorten, Hamburg
Covergestaltung: Kerker + Baum Büro für Gestaltung, Hannover
Satz: Die Feder Konzeption vor dem Druck GmbH, Wetzlar
Druck und Bindung: Grafisches Centrum Cuno GmbH & Co. KG, Calbe
Hergestellt in Deutschland.